Liquidariano

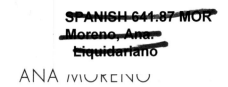
ANA MORENO

Liquidariano

El arte de beber salud

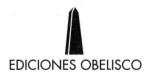

Prólogo de Javier Medvedovsky

EDICIONES OBELISCO

Si este libro le ha interesado y desea que le mantengamos informado
de nuestras publicaciones, escríbanos indicándonos qué temas son de su interés (Astrología,
Autoayuda, Ciencias Ocultas, Artes Marciales, Naturismo, Espiritualidad, Tradición…)
y gustosamente le complaceremos.

*Los editores no han comprobado la eficacia ni el resultado de las recetas, productos, fórmulas
técnicas, ejercicios o similares contenidos en este libro. Instan a los lectores a consultar al médico o
especialista de la salud ante cualquier duda que surja. No asumen, por lo tanto, responsabilidad
alguna en cuanto a su utilización ni realizan asesoramiento al respecto.*

Puede consultar nuestro catálogo en www.edicionesobelisco.com.

Colección Salud y Vida Natural
LIQUIDARIANO
Ana Moreno

1.ª edición: mayo de 2015

Maquetación: *Marga Benavides*
Corrección: *Sara Moreno*
Diseño de cubierta: *Enrique Iborra*

Edita: Ediciones Obelisco, S. L.
Pere IV, 78 (Edif. Pedro IV) 3.ª planta, 5.ª puerta
08005 Barcelona - España
Tel. 93 309 85 25 - Fax 93 309 85 23
E-mail: info@edicionesobelisco.com

ISBN: 978-84-16192-63-2
Depósito Legal: B-9.951-2015

Printed in Spain

Impreso en España en los talleres gráficos de Romanyà/Valls S. A.
Verdaguer, 1 - 08786 Capellades (Barcelona)

Este libro se lo dedico a la Vida,
ese gran misterio que nos arropa
y del cual todos formamos parte.

Así empezó todo

Cuando comencé mi aventura en el infinito de los alimentos crudos viajé por todo el mundo formándome de la mano de los mejores chefs. Desde Nueva York a Puerto Rico y pasando por California, surqué un eterno universo de creatividad, belleza y bienestar. En uno de mis destinos, en Santa Mónica, me formé de la mano del chef Juliano, del restaurante Planet Raw, famoso porque en él ofrecen a sus comensales la carta de postres en primer lugar, para continuar con la de los platos salados. Juliano es una persona magnética y excéntrica. Su restaurante parece una floristería que vende orquídeas y habitualmente es frecuentado por personajes del mundo de la farándula. No es raro ver allí actores y actrices que cuidan de su salud a la vez que disfrutan de sus espectaculares creaciones alquímicas.

Un día, mientras Juliano nos enseñaba a preparar la mejor tarta de falso queso crudivegano que he comido en mi vida, comentó que había sido «liquidarian» durante dos años. ¿Liquidarian? Nunca antes había oído esa palabra. El término liquidariano hace referencia a la persona que se alimenta sólo de líquidos. ¿Sólo de líquidos?, estarás pensando, ¡qué locura! Si escarbas un poco en el concepto intentando dejar los prejuicios aparte, la alimentación líquida utilizada como tratamiento depurativo temporal o como complemento a una alimentación sólida tiene muchas ventajas y no tiene por qué implicar carencias. Considero que la alimentación líquida es un mejoramiento ideal para la alimentación habitual, para comenzar el día, para tomarla entre horas, para las cenas o para hacer depuraciones periódicas, que pueden durar más tiempo de lo habitual sin ningún riesgo.

¿Por qué? Porque lo que bebas será tan líquido como la cantidad de agua o de otra bebida que le añadas, pero eso no significa que en el batido no hayas podido incluir verduras, frutas, semillas, frutos secos, así como suplementos como aloe vera, hierba de trigo o probióticos. Además, el agua con el que prepares el batido puede ser agua de coco, rejuvelac, kéfir de agua, kombucha, agua de mar o simplemente agua filtrada, según decidas enriquecer más o menos el resultado. Si no sabes lo que son el agua de coco, el rejuvelac, el kéfir de agua, el kombucha, o cómo obtener agua de mar no contaminada, no te preocupes, más adelante se explica todo esto en detalle.

Si resuena contigo lo que lees y todos estos conceptos te producen el mismo magnetismo que me produjo a mí ver la imagen de belleza y vitalidad en la cara, el pelo y la agilidad física y mental del chef Juliano, te animo a que sigas leyendo, porque estoy deseando compartir contigo mis experimentos de los últimos años en relación a la dieta liquidariana. ¡Que lo disfrutes!

«Fue así como conseguí engañar a mi cuerpo para que consumiera una gran cantidad de verduras sin oponer resistencia: no sentí náuseas y disfruté de las hojas por primera vez en mi vida».

Victoria Boutenko

¿De dónde salen los batidos verdes?

Los batidos verdes inventados y popularizados por la familia Boutenko son los componentes más famosos de la alimentación liquidariana. Se preparan con la batidora mezclando fruta con verduras de hoja verde y agua. Fue una manera muy ingeniosa en la que Victoria Boutenko consiguió introducir hojas verdes en su alimentación diaria, mejorando notoriamente su salud y la de toda su familia, aquejados en aquella época por enfermedades de civilización tan comunes como la obesidad y la diabetes.

Cuando comencé mi incursión en el mundo de los crudos, inicié el camino bebiendo batidos verdes, como casi todo el mundo. Tomaba cada día un batido de mango, espinacas y agua cuyo color era verde claro intenso, pero su sabor sorprendentemente dulce. Mi romance con los batidos verdes duró poco. No conseguí tomar mezclas mucho más atractivas y, de hecho, hoy soy incapaz de beber espinacas crudas en un batido: las detesto.

Por otro lado, nunca antes había mezclado las frutas con otros ingredientes. Si comía fruta, comía fruta; y si comía ensalada, comía ensalada. Muy ricos los dos. Pero la mezcla entre fruta y verdura, intuitivamente, no me resultaba favorable.

Diferencias entre batidos y zumos

Un batido es un *smoothie,* y se hace con una batidora o, en inglés, *blender.* Consiste en triturar y mezclar el alimento con un líquido. Nosotros utilizaremos agua filtrada, agua de coco, rejuvelac, kombucha, kéfir de agua, yogur crudivegano…, aunque el *smoothie* tradicional se hace con yogur, con helado o con leche de vaca.

Una batidora no es una licuadora. Aunque a alguno de nosotros pueda resultarnos muy obvio, en general existe una confusión tremenda en castellano entre las palabras licuadora y batidora. Confusión que se pone especialmente de manifiesto entre personas que hablan el español de Latinoamérica.

Un licuado es un zumo o un jugo, y se hace con un exprimidor, una licuadora o, en inglés, *juicer.* Consiste en separar la fibra del agua, por eso hay frutas densas como el plátano, el aguacate o el durián que no se pueden licuar.

Por tanto, con el batido necesitas uno o varios ingredientes (la fruta y, si corresponde, la verdura, pero además agua, leche, yogur o helado) y obtienes un solo producto. Con el zumo o licuado, normalmente necesitas sólo la fruta y la verdura, y obtienes dos productos: por un lado el zumo y por otro la pulpa.

¿Y qué combina con qué?

Según el doctor Shelton, que ideó un sistema de combinación de alimentos, la fruta debe ser consumida sola y sólo un tipo de fruta cada vez. Es decir, que un batido verde que mezcla fruta y verdura está mal combinado, e incluso una ensalada de frutas también lo está.

MALAS COMBINACIONES SEGÚN LA COMBINACIÓN ORTODOXA DE LOS ALIMENTOS DE HERBER SHELTON

- Frutas y vegetales
- Frutas y almidones
- Frutas y proteínas
- Almidones y proteínas
- Azúcares simples, carbohidratos complejos y proteínas
- Grasas y proteínas
- Frutas ácidas y almidones
- Dos tipos diferentes de almidones concentrados
- Dos tipos diferentes de proteínas concentradas
- Lácteos con cualquier otro alimento
- Melón o sandía con cualquier otro alimento

Para Shelton, los alimentos que contienen almidón se tienen que ingerir por separado, pues el almidón necesita de unas enzimas específicas para ser digerido. La zanahoria, la calabaza, la remolacha, las coles como el brócoli, la coliflor, las coles de Bruselas o el repollo, no combinan bien con la fruta debido a su alto contenido en almidón. La verdura sin almidón son los tomates, el apio, el pimiento y el aguacate. La amilasa salivar comienza la digestión de los carbohidratos en la boca. Como la mayoría de las personas no ensalivan ni mastican adecuadamente sus alimentos, beber liquidariano ayuda a cubrir esta falta.

Según Ann Wigmore, de quien soy discípula, y Lalita Salas, su descendiente directa y a quien considero mi mentora, algunas frutas sí podrían mezclarse en un batido, no sólo con verduras, sino también con semillas o aguacate. Y estas frutas son la manzana, la pera, los cítricos, la piña y la papaya. La razón es que las primeras son frutas muy neutras, poco dulces, y por tanto no excesivamente ricas en hidratos de carbono simples y de absorción rápida; y las últimas –la piña y la papaya– son frutas ricas en enzimas proteolíticas, es decir, que ayudan a la digestión de las proteínas, y por tanto es beneficioso combinarlas con algas como la espirulina, semillas como la chía o el lino y frutos secos como los anacardos o la macadamia, los ingredientes vegetales más ricos en proteínas.

También consideramos aptas frutas con bajo índice glucémico como los frutos rojos, las cerezas, las ciruelas y los cítricos como el pomelo, la naranja, las mandarinas y el kiwi.

REGLAS DE LA COMBINACIÓN LIBERAL DE LOS ALIMENTOS SEGÚN ANN WIGMORE

Regla 1. Líquidos solos o líquidos primero, luego esperar.
Regla 2. No combinar proteínas densas con almidones densos.
Regla 3. Frutas solas. Especialmente melones y sandías.
Regla 4. No combinar frutas ácidas con frutas dulces.

En esta obra no sólo encontrarás batidos verdes, sino también recetas hechas a base de fermentos, como el rejuvelac, el kombucha o el kéfir de agua. Cuando hacemos un batido e incluimos en él un fermento, no sólo estamos incrementado la cantidad de vitamina E de la mezcla, lo que hará que la oxidación de las cuchillas al batir sea inferior; sino que además estamos incorporando una mayor cantidad de enzimas digestivas que suplirán una combinación de alimentos que no sea perfecta.

Lo que dificulta una combinación óptima de nutrientes es su fibra. Por eso, en los zumos sí puedes mezclar libremente frutas con germinados o con hojas verdes, ya que al preparar un zumo o un jugo, lo que hacemos es separar el jugo de la pulpa.

En cualquier caso, siempre me pregunto hasta qué punto nos obsesionamos con las combinaciones de alimentos en los batidos o, en general, en la comida crudivegana, cuando salimos de casa y nos comemos un aperitivo de frutos secos fritos en vete a saber qué aceite y salados con sal refinada, pan blanco o el bizcocho con azúcar refinada que nos ofrece la abuelita, nuestra tía o la amiga de nuestra madre. Nos olvidamos que, cuando comemos en restaurantes, desconocemos la procedencia de los ingredientes y las formas de cocción: lechugas rociadas con insecticidas y hojaldres calentados al microondas, por poner algunos ejemplos más comunes. No sé si te has parado a pensar eso, yo sí. Por eso, creo que nos estamos volviendo un poco locos cuando veo cómo nos obsesionamos con las combinaciones entre alimentos puros, ecológicos y crudos…

Cuando puedas hacerlo perfecto, hazlo. Cuando no puedas o no te apetezca seguir las reglas ortodoxas de la combinación de alimentos, no lo hagas.

Recuerda que a la hora de combinar alimentos también has de tener presente sus tiempos estándares de digestión, porque aunque los alimentos estén bien combinados dentro de la misma ingesta, si no respetas el tiempo entre las tomas, es igual que si no los estuvieras combinando de forma correcta.

TIEMPO DE DIGESTIÓN DE LOS ALIMENTOS SEGÚN EL ANN WIGMORE INSTITUTE DE PUERTO RICO

Agua. De 10 a 15 minutos.

Zumos o jugos. De 15 a 30 minutos.

Rejuvelac. De 20 a 30 minutos.

Frutas. De 30 a 60 minutos.

Melón o sandía. De 30 a 60 minutos.

Germinados. 1 hora.

Zumo/jugo de hierba de trigo. De 30 a 90 minutos.

La mayoría de los vegetales. De 1 a 2 horas.

Cereales y legumbres. De 1 a 2 horas.

Proteína vegetal densa como frutos secos. De 2 a 3 horas.

Carne y pescado. De 3 a 4 horas.

Marisco. 8 horas.

«Nuestro cuerpo puede asimilar un nivel muy superior de nutrientes vitales a partir de las verduras procesadas en una batidora, porque al masticarlas no conseguimos reducir tanto el tamaño de sus partículas como al batirlas».

VICTORIA BOUTENKO

¿Se puede vivir de líquidos?

Normalmente nos preocupamos por las proteínas, la B_{12} y el omega 3. ¿Por qué? Supongo que es la moda, porque no se habla tanto del hierro, el calcio y la vitamina D, y muy poco del ácido fólico (salvo si estás embarazada), del magnesio o del zinc. Lo cierto es que todos los nutrientes son igual de importantes, no sólo las proteínas, sino también los demás.

Todos los alimentos contienen aminoácidos, que son los componentes de las proteínas. En la alimentación liquidariana podemos encontrar alimentos especialmente ricos en proteínas vegetales, como son las algas, la hierba de trigo, las semillas, los frutos secos y los germinados.

La vitamina B_{12} no se encuentra en los alimentos de origen vegetal. Según David Román, presidente de la Unión Vegetariana Española, si tu alimentación es 100 por 100 vegana, durante el embarazo deberás ingerir 2,6 mcg diarios de B_{12} en forma de suplementos o alimentos enriquecidos. Cuando se inicia el destete, los bebés deben tomar 1 mcg diario de B_{12}, que se encuentra en polvo y es fácil de mezclar con la comida, y a partir de los 20 kilos de peso y hasta la edad adulta, hemos de tomar de 1,2 a 1,8 mcg diarios.

A continuación puedes ver una tabla comparativa con la cantidad de omega 3 y omega 6 de origen vegetal de diferentes alimentos que incluimos en la alimentación liquidariana.

ALGUNOS ALIMENTOS VEGETALES Y SU CANTIDAD EN OMEGA 3 Y OMEGA 6

ALIMENTO	CANTIDAD	OMEGA 3	OMEGA 6
RÚCULA	2 g	3,4 mg	2,6 mg
AGUACATE	150 g	165 mg	2.534 mg
APIO	110 g	–	86,9 mg
CILANTRO	4 g	–	1,6 mg
PEPINO	52 g	2,6 mg	14,6 mg
DIENTE DE LEÓN	55 g	24,2 mg	144 mg
COL CRESPA (KALE)	67 g	121 mg	92,4 mg
PEREJIL	60 g	10,1 mg	69 mg
LECHUGA ROMANA	1 hoja/6 g	4,8 mg	2,8 mg
ESPINACAS	30 g	41,4 mg	7,8 mg

Fuente: Ann Wigmore Institute de Puerto Rico

El hierro se encuentra en la maca, la algarroba, las frutas desecadas como los dátiles y las hojas verdes en general. Ten en cuenta que, aunque el hierro procedente de fuentes vegetales, el denominado hierro no hemo, se asimila un 30 por 100 menos que el hierro hemo procedente de fuentes animales, en la alimentación liquidariana utilizamos un truquito, que es consumir a la vez los alimentos ricos en hierro con los que son ricos en vitamina C, como las frutas en general, los cítricos, o las hierbas como el perejil. Existe un tipo de alimento que combina cantidades ingentes de hierro no hemo junto con vitamina C, hablamos de los germinados y los brotes. El rejuvelac, bebida diseñada por Ann Wigmore y que se prepara fermentando germinados como veremos más adelante, tomado con un poco de zumo de limón, es una de las mayores fuentes de hierro que se pueden consumir.

En la exhaustiva investigación sobre dieta y enfermedad llevada a cabo por el doctor Campbell basada en datos recopilados de 10.000 familias de la China rural, se observó que aunque los chinos ingerían menos de la mitad del calcio recomendado por EE.UU., entre las mujeres mayores de 50 años la tasa de rotura de cadera era de tan sólo la quinta parte que en los países occidentales.

La osteoporosis no tiene una única causa, y no se trata de ingerir más o menos calcio, sino también de si este calcio se ingiere junto con magnesio, fósforo, vitamina D solar y se lleva una vida activa, así como si se evitan los antinutrientes de la dieta que impiden su asimilación.

Según el doctor John Mcdougall, asesor nutricional del expresidente de EE.UU. Bill Clinton, «El hecho de que las proteínas ocasionen una gran pérdida de calcio en el cuerpo humano no está sometido a controversia en los círculos científicos. Los numerosos estudios llevados a cabo durante los últimos años han mostrado una y otra vez que si queremos crear un equilibrio de calcio positivo que mantenga sólidos nuestros cuerpos, hemos de disminuir la cantidad de proteínas que ingerimos a diario». Y se refiere al consumo excesivo de proteína animal en nuestras dietas actuales. Las dietas ricas en proteína animal provocan mayor pérdida de calcio por la orina, así como el consumo de cafeína, alcohol, tabaco, azúcar, sal, ácido fosfórico de las bebidas carbónicas y la inactividad.

Las algas como la espirulina, las semillas como el sésamo, los frutos secos como las almendras y la fruta desecada como los higos secos, son alimentos ricos en calcio de uso frecuente en la dieta liquidariana. El ácido oxálico es un inhibidor de la absorción del calcio, por eso alimentos ricos en calcio como las espinacas, las acelgas o la remolacha no son las mejores fuentes. Si quieres obtener calcio de las hojas verdes, mejor búscalo en la familia de las coles bajas en oxalatos. No obstante, según reza Victoria Boutenko en su libro *Smoothie, la revolución verde*, «Por alguna razón, todo el mundo habla del ácido oxálico de la espinaca, pero desconoce el contenido de este ácido en muchos otros alimentos de consumo habitual, como cereales, legumbres y, especialmente, café y té. Si bien las espinacas poseen un alto contenido en calcio, que minimiza la pérdida de este mineral en el cuerpo, el café no tiene nada».

No es la intención de esa obra convertirse en un tratado de nutrición, sin embargo sí es la idea tranquilizar al lector para que sepa que la alimentación liquidariana no tiene por qué ser una alimentación carente de nutrientes.

¿Para quién?

Existen dos grupos de personas para quien la alimentación liquidariana resulta muy aconsejable.

«Si estás sano, batir tu comida te ayudará a permanecer así».

ANN WIGMORE

Alimentación liquidariana para personas sanas

Hoy en día tendemos a masticar y ensalivar muy poco nuestros alimentos, así que las enzimas que están presentes en la saliva no tienen la oportunidad de comenzar el proceso digestivo del almidón de los alimentos. Éstos pasan sin digerir a través del tracto digestivo, por lo que no están preparados para su correcta asimilación.

Según Ann Wigmore, deberíamos comer sólo cuando tenemos hambre, no en intervalos regulares cada día y nunca cuando estemos estresados o enfadados. Cuando estudié naturopatía, mis profesores me enseñaron la regla del 8, ideal para fomentar la depuración diaria y el bienestar en personas sanas. La regla del 8 consiste en dividir las 24 horas del día en 3 períodos de 8 horas, comenzando el primer ciclo desde la hora en la que te levantas por la mañana.

Así, si te levantas a las 8 de la mañana, el primer período engloba las 8 horas que van desde las 8 de la mañana a las 4 de la tarde (de 8 a 16 horas). Durante este espacio de tiempo, tiene lugar el *rompeayuno*, momento en el que se ingiere de nuevo alimento tras el descanso digestivo y metabólico de la noche. Es el momento de hidratarte bien a través de bebidas ligeras y nutritivas, es decir, de llevar una alimentación liquidariana. De esta manera, potenciarás todavía más el efecto de la purificación e irás preparándote para el siguiente ciclo de 8 horas.

Además, si durante el primer período de 8 horas es cuando sales de casa y vas a trabajar o a realizar diferentes gestiones, resulta muy práctico llevarte un termo de acero inoxidable o un frasco de cristal con tus bebidas preparadas.

El siguiente período alcanza desde las 4 de la tarde a las 12 de la noche (de 16 a 24 horas). Incluye tu plan de comidas diario, la transición a la noche y lo que tomarás antes de que acabe el día. No se trata de dejar de masticar y seguir con la alimentación liquidariana, sino que ahora es el momento en que puedes tomar ensaladas, cereales integrales, legumbres…

El espacio de tiempo que queda entre las 12 de la noche y las 8 de la mañana (de 24 a 8 horas), es el último de los 3 ciclos de 8 horas que propone la regla del 8. En estas 8 horas tienen lugar todas las funciones de reparación y reestructuración de tejidos y es el momento de la verdadera depuración del organismo. Por eso durante este período acuerda estar en la cama y dormir. No se deberá ingerir nada sólido ni líquido, salvo agua o algún líquido vitalizado.

Si para ti es muy importante almorzar a las 2, puedes acortar un poco el período de tiempo que transcurre desde que te levantas hasta la hora de comer; o levantarte a las 6 o las 7 de la mañana. Para conseguir una depuración intensa, conviene que respetes al máximo la primera de las tres fases.

Puedes adaptar los horarios a ti y hacer tres ciclos: de 6 a 2, de 2 a 10, y de 10 a 6 (6-14 h, 14-22 h, 22-6 h), o bien de 7 a 3, de 3 a 11 y de 11 a 7 (7-15 h, 15-23 h, 23-7 h). Lo importante no es tanto la hora de inicio como la duración de cada período.

Los primeros días puedes sentir hambre y un ligero mareo. Son efectos normales de la depuración con los que habrás de convivir. Son positivos porque indican que tu cuerpo tiene capacidad de respuesta y está organizándose para movilizar los residuos que se encuentran en sus tejidos. También puedes notar que tienes mal aliento, que la lengua aparece sucia con una ligera capa blanca por encima, dolor de cabeza y granitos. Sentir debilidad en las piernas, náuseas y diarrea también es normal.

Salvo que estos efectos sean incómodos, mi recomendación es que confíes y sigas adelante. Parto de la idea de que eres una persona sana y tu estado físico es bueno. Si no es tu caso, conviene que consultes con un profesional de la medicina natural que pueda guiarte y acompañarte en el proceso, para adaptarlo a ti según tu caso concreto. La medicina natural individualiza la terapia para cada persona y aquí se ofrecen directrices generales que sólo son adecuadas para personas sanas o que no presenten un grado de toxicidad orgánica elevado.

Según dice Gabriel Cousens, para la mayoría de la gente un ayuno corto, de uno a tres días, resultará beneficioso para la salud. Cuando se ayuna, el cuerpo no produce enzimas digestivas, así que la energía enzimática se deriva hacia procesar las células antiguas, a la eliminación de depósitos grasos, proteínas incompletas y otros materiales tóxicos presentes en el sistema.

Todos conocemos personas que comen mucho pero que sin embargo se encuentran desnutridos. Su sistema digestivo está fatigado y no puede beneficiarse de los nutrientes de los alimentos que ingieren. Comer liquidariano ayuda al organismo a recuperarse de años de haber abusado de alimentos dañinos, porque los alimentos batidos son más fáciles de digerir y de metabolizar.

A medida que transcurran los días, irás notando una sensación de hidratación en la boca, y desaparecerá el estado pastoso o sediento del principio. Notarás que cada vez estás más despierto mentalmente y que necesitas dormir menos. Éste es el estado natural que presenta un organismo depurado. El efecto más significativo de que el proceso funciona es que estarás alegre y de un buenísimo humor. La vida te resultará fácil y te sentirás pleno.

Hay personas que experimentan estreñimiento los primeros días, y esto se debe a que sus intestinos se han vuelto perezosos por haber llevado una alimentación predominantemente desprovista de fibra durante años. Sus intestinos han acabado moviéndose por estar sobrecargados y no debido a los movimientos peristálticos. El cambio a una alimentación liquidariana rica en fibra y en agua puede requerir un proceso gradual de acostumbramiento. En este caso sugiero dejar una ciruela en remojo durante la noche, así como una cucharada sopera de semillas de lino también en remojo, en un vaso de agua. A la mañana siguiente tómate el lino y la ciruela y bébete ambos líquidos. Si aun así no es suficiente, toma un par de kiwis en ayunas cada día. Una vez se vaya normalizando el ritmo intestinal, ve disminuyendo poco a poco la cantidad de kiwi, lino y ciruela, hasta que llegues a la cantidad adecuada para ti.

«Mi opinión personal es que la dieta debería consistir en un 70 por 100 de alimentos batidos y un 30 por 100 de otros alimentos vivos».

Ann Wigmore

Alimentación liquidariana para personas que necesitan ayuda

Si aplicar la regla del 8 trae beneficios para personas sanas, imagínate lo que ayudará a personas que presenten problemas de obesidad. Victoria Boutenko, en su libro *Smoothie, la revolución verde,* incluye el testimonio real de Clent Manich, que adelgazó 75 kilos en sólo 1 año, pasando de pesar 181 kilos a 77 kilos, incorporando en su día a día una alimentación crudivegana enfocada en los batidos verdes.

La magia de los batidos verdes y de la alimentación liquidariana en general consiste en que no se pasa hambre. El hambre se sacia cuando las células de nuestro organismo reciben los nutrientes que necesitan. Cuando comemos alimentos refinados o ricos en elementos que impiden su asimilación, nuestras células siguen hambrientas de nutrientes, y por eso sentimos ansiedad por comer y comer. Lo que ocurre es que recurrimos a alimentos desvitalizados que no consiguen aportarles lo que necesitan, y a los que normalmente somos adictos, como el azúcar o los fritos. Por eso, cuando bebemos tantos nutrientes en su estado puro y además lo hacemos sobre el vehículo de la hidratación de los líquidos vitalizados en los que se preparan, las células sacian su necesidad de nutrientes y desaparece el hambre. Es así de sencillo y de real. Y aunque los primeros días puedas notar una sensación similar al hambre, no es más que la ligereza que se deriva de hacer digestiones sencillas y rápidas, ligereza a la que no estamos acostumbrados porque normalmente consumimos alimentos densos con escaso contenido en agua, pobres en enzimas digestivas y además mal combinados.

Las personas que necesiten recuperarse de algún trastorno digestivo, enfermedades como la anorexia, o un posoperatorio, pueden beneficiarse también de la alimentación liquidariana, ya que beber los alimentos no requiere masticación, es decir, que los alimentos se ingieren de alguna manera ya predigeridos y, por tanto, su asimilación y metabolismo será mucho más sencilla.

Ann Wigmore afirma en su libro *The blending book,* «Si estás enfermo, batir tu comida libera a tu cuerpo del esfuerzo extra que necesita para hacer la digestión, por lo que esta energía puede utilizarse para sanar». Ann Wigmore propone triturar los alimentos con rejuvelac, que es rico en vitamina E y por tanto previene de la pérdida de vitaminas, ya que actúa como un antioxidante.

Batir los alimentos ayuda a asimilar al máximo los nutrientes de los alimentos, que se hacen fácilmente absorbibles y digeribles, con el mínimo esfuerzo metabólico. Éste es, sin duda, el mejor argumento a favor de los alimentos batidos. Como el cuerpo tiende hacia la homeostasis, una vez recuperado de sus problemas digestivos, comenzará él mismo, poco a poco, a producir sus propias enzimas digestivas, y se podrán ingerir otros alimentos no batidos. Mientras esto ocurre, comer liquidariano es la respuesta a muchos problemas digestivos y de asimilación de nutrientes.

Así que como puedes ver, la alimentación liquidariana es buena para todo el mundo.

Vale, ¿qué necesito?

Utensilios

Para seguir la alimentación liquidariana con éxito necesitas disponer de una buena batidora, idealmente de vaso. Aunque no es imprescindible una Vitamix o una Thermomix, para mí son las mejores. Existen también batidoras pequeñas que incluso caben en el equipaje de mano cuando viajas. Por ejemplo la Amazing Bullet y la batidora personal Blender PB 350.

Para preparar zumos de naranja, limón o granada necesitas un exprimidor de cítricos, y para preparar zumos de verduras y frutas necesitas una licuadora.

Existe una confusión tremenda en castellano entre las palabras licuadora y batidora.

Un licuado es un zumo o un jugo, y se hace con un exprimidor, una licuadora o, en inglés, *juicer.* Consiste en separar la fibra del agua, por eso hay frutas densas como el plátano, el aguacate o el durián que no se pueden licuar.

Para preparar el rejuvelac, el kéfir de agua y la bebida de kombucha, necesitas además un bote grande de cristal con tapa de rosca en el que quepan de 2 a 3 litros de líquido como mínimo, un par de guantes de látex, una servilleta, una goma elástica (como un coletero), un colador, un embudo y 2 o 3 botellas de cristal con tapa hermética de 1 litro de capacidad.

Y por último, para llevarte tu bebida contigo allá donde vayas, resulta muy útil un termo de acero inoxidable; aunque si no dispones de él, puedes reutilizar un bote de cristal de legumbres cocidas.

Muchas personas me preguntan si la bebida no perderá nutrientes si no se bebe inmediatamente. Sabemos que la vitamina C es termosensible y que muere con el calor, sin embargo, el contenido en vitamina E del rejuvelac, por ejemplo, ayuda a que la bebida se oxide más lentamente. Según Victoria Boutenko, los batidos verdes aguantan hasta tres días fuera de la nevera, si se conservan en termos de manera adecuada. Un truco que suelo recomendar es mantener el bote de cristal o el termo de acero abierto y vacío en el congelador, preparar el batido justo antes de salir de casa y verterlo ahí. Eso es válido incluso si preparas el batido por la noche, pues algunas personas salen de casa muy temprano y no quieren hacer ruido con la batidora tan temprano en la mañana.

Ingredientes

FRUTAS
Manzana y pera
La manzana y la pera son frutos de árboles de la misma familia, las rosáceas, y además de ser dos de las frutas que más se consumen, son las primeras que se suelen ofrecer al bebé cuando comienza la introducción de nuevos alimentos para complementar su alimentación, a partir de los seis meses. Es una de las frutas más consumidas, está disponible durante todo el año, es bien tolerada por la mayoría de las personas y sus cualidades para la salud son innegables.

Una de las propiedades más destacadas es su acción como reguladores intestinales. Por su contenido en fibra son útiles como laxantes para tratar el estreñimiento si se consumen crudas y con piel, mientras que peladas, ralladas y cocidas tienen efecto astringente. Por eso, están especialmente indicadas para casos de diarrea.

La manzana contiene, además, pectina, una fibra soluble que funciona como absorbente de toxinas y mejora las funciones del sistema digestivo, ayudando a purificar el organismo.

Frutos rojos

Fresa y fresón son ricos en vitaminas (E, C, B y K), betacarotenos, folatos, potasio y fibra. Estas frutas son de las que poseen mayor poder antioxidante. Contienen un ácido con propiedades neutralizadoras de los efectos cancerígenos del humo del tabaco. Además, ayudan a eliminar el ácido úrico. Las fresas combaten la hipertensión y se usan en medicina natural para limpiar el aparato digestivo. Al ser diuréticas, protegen contra el reumatismo, ayudan a disolver cálculos biliares y renales, mejoran las enfermedades del hígado y aumentan las defensas. Se pueden utilizar como mascarilla facial para limpiar y regenerar la piel. Son bajas en azúcares.

La frambuesa es rica en vitamina C, folatos, fibra y flavonoides. Contiene vitaminas del grupo B que ayudan al metabolismo. Por su contenido en fibra, posee propiedades digestivas. Contiene pequeñas cantidades de calcio, potasio, hierro y magnesio, minerales clave que son absorbidos por el organismo gracias a la vitamina C. La infusión de sus hojas suaviza los dolores menstruales. Tradicionalmente, las comadronas han utilizado las infusiones de hojas de frambuesa para ayudar al parto, ya que ayudan a las contracciones al fortalecer los músculos de la matriz. En forma de gárgaras previenen la inflamación de las encías.

La cereza tiene un alto contenido en betacaroteno, vitamina C y ácido elágico (sustancia que inhibe la reproducción de las células cancerígenas). Está considerada como un buen diurético por sus flavonoides y sus sales minerales, sobre todo potasio. También ayuda a las articulaciones. Su consumo diario reduce los niveles sanguíneos de ácido úrico. Los derivados salicílicos del árbol del cerezo le aportan a la cereza propiedades febrífugas (hace disminuir la fiebre), analgésicas y antirreumáticas. Asimismo, tiene un efecto laxante.

La grosella tiene un alto contenido en vitamina C. Sus propiedades hacen de esta fruta un buen defensor del cáncer, la anemia y la artritis. Contiene un ácido que combate los efectos nocivos del humo del tabaco. Además, su contenido en flavonoides y vitamina B fortalece los capilares, protege los tejidos corporales y previene la diabetes. También es rica en potasio, un mineral que reduce la presión arterial y posee propiedades diuréticas.

Por su riqueza en vitaminas C y E, la mora es un buen antioxidante. Es buena para el dolor de garganta, la diarrea, el corazón y la piel. Y es rica en una fibra soluble, llamada pectina, que le confiere propiedades reductoras de los niveles de colesterol en sangre.

Cítricos (limón, mandarina, naranja, pomelo, kiwi)

El limón es un medicamento intemporal. Posee vitamina C y ácido fólico. Es diurético y depurativo (hipertensión), fluidificante sanguíneo, antianémico, protector en embarazos, antiséptico, antiinfeccioso, estimula el hígado y la vesícula biliar, es antidegenerativo, anticancerígeno, mejora la función circulatoria (edemas), es astringente (colitis, gastroenteritis, colon irritable), disminuye el ácido úrico.

LA CURA DE LIMÓN

Para realizar una cura de limón, comienza tomando el primer día el zumo de un limón (puro, sin nada de azúcar ni agua) por la mañana en ayunas, y ve aumentando uno por día hasta llegar a diez, es decir, el décimo día debes tomar el zumo de diez limones. Si es mucha cantidad de limón para tomarla en ayunas, puedes diluir el zumo en agua y beberlo con pajita para evitar dañar el esmalte de los dientes.

Una vez que se has llegado a beber el zumo de diez limones, baja gradualmente la cantidad de un limón al día hasta llegar nuevamente a uno. Esto quiere decir que en el undécimo día tomas nueve, en el duodécimo ocho y así sucesivamente hasta llegar el vigésimo día, en el que tomas uno.

Las personas que tienen un estómago muy sensible no deberían realizar esta cura.

Es posible que cuando se realiza una cura de limón, aparezcan granitos en la piel. Es una señal de que se está purificando la sangre y se están eliminando las sustancias tóxicas de nuestro organismo.

Muchas veces, a quienes están investigando sobre salud natural, les extraña que recomiende ingerir un alimento de sabor ácido como el limón, ya que han leído que la alimentación occidental típica es muy acidificante y de lo que se trata es de lograr un equilibrio nutricional derivado de una dieta que contenga alimentos alcalinos. Un alimento acidificante no es el que sabe ácido, sino el que roba minerales al organismo. Por ejemplo, el sabor de una bamba de nata es dulce, sin embargo, contiene trigo, azúcar y lácteos, por tanto es un alimento tremendamente acidificante. Por el contrario, el limón sabe ácido, pero una vez ingerido, produce un efecto en el organismo de tipo alcalino.

Como paso previo a la cura, hay que eliminar progresivamente de la dieta los siguientes alimentos:

— Alimentos de origen animal: Carnes grasas (especialmente cerdo), caza, menudillos, callos, riñones, sesos, embutidos, manteca de cerdo, mantequilla, nata, leche, quesos, helados, sardinas y otros pescados grasos, caracoles, mariscos, crustáceos, disminuir el consumo de huevos, mayonesa y alimentos enlatados en general.
— Alimentos de origen vegetal: Café, té, zumos de frutas endulzados, azúcar blanco, sal común, disminuir el consumo de frutos secos (y tomarlos sólo crudos), cacao, especias y condimentos fuertes.
— Varios: Salsas picantes o muy condimentadas, golosinas, pasteles, chocolate, helados, sodas, colas, licores, alcohol y tabaco.

Además hay que tener en cuenta las siguientes medidas generales:
— No comer nada frito, sino crudo, a la plancha, al vapor o cocido.
— No utilizar mostaza ni pimienta, sino limón o vinagre de manzana o de umeboshi.

- Comer despacio y con moderación, masticando a conciencia. Beber dos litros de líquido al día fuera de las comidas: agua, infusiones depurativas y zumos naturales de verduras.
- Evitar tensiones y estrés durante la comida, fundamentalmente no comer viendo la televisión.
- Reposar de 15 a 30 minutos después de la comida. Si se opta por la siesta, mantener la parte superior del cuerpo algo más elevada que las piernas.
- Tomar la fruta separada de las comidas principales.
- Tomar cada vez fruta de una sola clase, sin mezclar varios tipos distintos de fruta entre sí.
- Tomar alimentos naturales, integrales y ecológicos.
- Realizar la última comida del día al menos 2 horas antes de irse a la cama.
- Eliminar lácteos o consumirlos solamente fermentados (yogur y kéfir) y preferentemente de cabra antes que de vaca.

LA CURA DE KIWIS

Un truco liquidariano para tratar el estreñimiento de forma natural consiste en tomar cada día, en ayunas, un batido hecho con dos kiwis y dos vasos de agua caliente. A los tres días o una semana, si ya se funciona bien, bajar la cantidad de kiwis: tomar entonces sólo uno y medio, y sólo un vaso y medio de agua. A medida que se va regulando la función intestinal, se va bajando la cantidad de kiwi y agua hasta llegar a medio kiwi, que se mantendrá una buena temporada, para luego alternar un día sí y uno no, hasta prescindir de él.

Para ayudar a evacuar los intestinos, además de los kiwis, es útil añadir al agua caliente el zumo de medio limón y una cucharadita de aceite de oliva de primera presión en frío. El aceite de oliva es un laxante oleoso que lubrica y favorece el tránsito de las heces. El tratamiento del estreñimiento, además de eliminar la causa primaria, debe tener en cuenta los hábitos de vida, instaurar una alimentación apropiada y el consumo de alimentos que sean laxantes.

GRANADA

La granada es la única fruta que no modifica los niveles de azúcar de las personas diabéticas y las previene contra los problemas específicos de la arterioesclerosis y la hipertensión.

Gracias a su elevado contenido en agua y potasio y su escasez en sodio, la granada facilita la eliminación de líquidos a través de los riñones. Por esta razón es recomendable también en caso de padecer gota, exceso de ácido úrico, obesidad e hipertensión.

La cura de granadas

Una cura prolongada con zumo de granadas termina por modificar el estado de la sangre, desintoxicándola, a la vez que permite una extraordinaria regeneración de ésta y de todos los humores del organismo. Puedes preparar un zumo de granada partiendo en dos la granada y exprimiéndola con un exprimidor de cítricos. Es recomendable beberla inmediatamente, a ser posible en ayunas, todos los días. Si quieres, puedes añadirle el zumo de un limón.

El zumo de granada, tomado en ayunas todos los días, durante un largo período de tiempo, regenera la sangre y todos los humores del organismo, frena los procesos de envejecimiento y la aparición de enfermedades degenerativas.

PAPAYA Y PIÑA

La papaya es una fruta tropical originaria de Centroamérica que tiene unas magníficas propiedades para facilitar la digestión de alimentos de difícil asimilación, debido a su alto contenido en la enzima papaína, que ayuda a digerir las proteínas de los alimentos junto a los cuales se consume.

La piña, a su vez, presenta la enzima bromelina, de efecto similar a la papaína, que se concentra principalmente en su tronco. La piña además es diurética y depurativa, y ayuda a combatir la retención de líquidos.

Rica en enzimas digestivas, la papaya es una fruta ideal para tratar gastritis, mejorar la digestión, suavizar ulceras gástricas o aliviar el estreñimiento. También favorece la eliminación del cuerpo de parásitos intestinales.

Cenar papaya sacia el apetito, hidrata el organismo y ayuda a descansar de manera adecuada. Puedes cenar una papaya entera si lo necesitas. Compensarás la necesidad de masticar que puedas sentir cuando bebes los líquidos recomendados en la alimentación liquidariana.

Las papayas son ricas en una enzima llamada papaína. Este tipo de enzimas se conocen como enzimas proteolíticas. Resultan muy interesantes en la alimentación porque ayudan a separar los aminoácidos que componen las proteínas, acelerando el proceso digestivo y evitando la formación de gases. Si sigues una alimentación liquidariana, estás aumentando el consumo de fibra asociada a proteína vegetal, a través de la ingesta de frutos secos y semillas. Por ello es posible que tengas gases.

Cenar papaya y piña te ayudará a mantener el organismo hidratado, a no echar de menos la necesidad de masticar y a digerir de forma óptima los alimentos.

Hortalizas

APIO

El apio es un potente alcalinizante, diurético y depurativo, ideal para el riñón y en casos de edemas, gota o ácido úrico. Es hipotensor, disminuye el colesterol, es eficaz para tratar la psoriasis o cualquier trastorno de la piel, también disminuye la hiperglucemia, por lo que está indicado para la diabetes. Ideal si se consume en zumo o en batido como saborizante, en lugar de añadir sal.

PEPINO

El pepino contiene antioxidantes naturales como vitaminas y minerales que impiden que las grasas se oxiden, evitando así la síntesis de colesterol a nivel hepático. Este proceso impide que el exceso de grasa se acumule en las paredes arteriales y produzca placas que frenen el normal flujo de la sangre, lo que puede causar infarto de miocardio. Además, la fibra del pepino actúa atrapando y eliminando el exceso de ácidos grasos obtenidos a través de la comida. Por otro lado, al contener potasio en su composición química, el pepino logra reducir otro factor de riesgo, la hipertensión, ya que ayuda a eliminar el exceso de líquidos circulantes, actuando sobre la retención de líquidos.

Hojas verdes

Las más saludables son las más oscuras por su mayor riqueza en nutrientes: espinacas, hojas de remolacha, hojas de zanahoria, lechugas de todo tipo (no iceberg por ser poco nutritiva), rúcula, canónigos, berros, acelgas, berza, grelos, hoja del apio, endivias, perejil, cilantro, hoja de la coliflor, col rizada… No son hojas verdes las coles, como brócoli, coles de Bruselas o coliflor, ni las hortalizas que botánicamente son frutas como el calabacín, el pepino, el tomate y el pimiento. Recuerda siempre variar el tipo de hojas verdes que utilizas en tus batidos, porque cada hoja verde tiene un aporte nutricional determinado diferente. Además, así evitarás cansarte como me pasó a mí con las espinacas crudas, ya que el organismo sacia sus necesidades nutricionales a partir del aporte de esa hoja verde en concreto.

Las hojas verdes destacan por su contenido en clorofila. La única diferencia entre la clorofila y la hemoglobina de la sangre es que la molécula de clorofila contiene magnesio como su núcleo central, y la de la hemoglobina hierro. Según Ann Wigmore, existe evidencia de que en el cuerpo humano, el núcleo de la clorofila se sustituye por el del hierro regenerando la sangre. Las hojas verdes así como la hierba de trigo o de cebada son extremadamente ricas en clorofila, además de otros nutrientes como calcio, hierro y vitaminas A, C y K.

Germinados

Una semilla es un almidón que se digiere con la enzima amilasa, de la cual carecemos. A través del proceso de germinación, la semilla se convierte en un azúcar, grasa y proteína, lo que sí podemos digerir.

Antes de su consumo, hemos de remojar unas ocho horas las semillas y los frutos secos para desactivar los inhibidores enzimáticos que éstos presentan en la capa externa de su piel.

El consumo de germinados no genera ácido úrico. Pueden tomarlos tranquilamente las personas que padezcan gota. Los germinados contienen mucha vitamina C y, por lo tanto, una persona que no esté acostumbrada a consumirlos y cuya dieta no sea rica en fruta fresca puede sentir efectos estimulantes. Por esta razón, el consumo de germinados proporciona más vitalidad y hace que desaparezcan el cansancio y los problemas digestivos.

Los distintos germinados se han demostrado útiles como reguladores intestinales, antianémicos y revitalizantes, en casos de descalcificación y estados carenciales. Son depuradores del organismo, potenciadores de la producción de leche materna, reguladores del sistema endocrino y del metabolismo en general, incrementan el tono muscular, disminuyen el meteorismo y tienen probados efectos rejuvenecedores.

CÓMO GERMINAR SEMILLAS

Primeramente hemos de asegurarnos de que la semilla está cruda, pues un alimento que no está vivo, no germina. Si un grano germina, es que tiene calidad suficiente para hacerlo, porque a cierto nivel de degeneración, las plantas dejan de ser capaces de reproducirse.

Normalmente los granos de procedencia ecológica y que están en crudo suelen germinar. Para ello, debes dejarlos en remojo a temperatura ambiente durante toda la noche.

A la mañana siguiente, hay que escurrir muy bien el agua y dejarlos al aire hasta la noche. Si no se escurre bien el agua, los granos no germinan y se pudren. Para asegurarte de que esto no ocurre, puedes utilizar una bolsa de tela porosa para filtrar el suero (la leche) del «queso». El procedimiento consiste en poner los granos dentro de la bolsa, hacerle un nudo flojo y dejarla colgada del grifo alto del fregadero, de manera que estén escurriendo el agua continuamente.

Por la noche, debes enjuagar con delicadeza los granos y volverlos a dejar escurrir dentro de la bolsa de tela, colgados del grifo del fregadero.

Al día siguiente, repite el proceso y sigue así hasta que el grano germine. Las semillas como el girasol o las almendras tardan menos (unas 12-20 horas). Si después de haberlas germinado presentan un sabor amargo, es que se han germinado de más.

Los germinados son extremadamente ricos en vitamina C. Ayudan a combatir los desórdenes digestivos y la anemia, y son grandes depurativos y reconstituyentes a nivel general.

La germinación representa la técnica más efectiva para aportar a nuestro organismo energía vital concentrada. Son un concentrado de sustancias generadoras de salud, sustancias que la vida elabora de forma mucho más perfecta que un complejo laboratorio. Y son los alimentos menos contaminados que se puedan encontrar.

Personas con problemas digestivos y enfermos convalecientes, que no pueden alimentarse con los demás alimentos crudos, pueden, sin embargo, comer germinados. Su riqueza enzimática facilita la absorción por el organismo y no ocasiona la llamada «leucocitosis postprandial» que a continuación se explica.

Los alimentos muertos o desvitalizados son aquellos que han perdido en mayor o menor medida su estructura biológica vital. Esto puede deberse a muerte biológica, como en el caso de la carne o el pescado, o a la alteración artificial industrial. Estos mal llamados alimentos, más que darnos energía nos la quitan, produciendo un desgaste vital y balance desfavorable a la vida.

Estos alimentos son por regla general todas las carnes y pescados, que en realidad son seres vivos que han perdido la vida y por lo tanto su energía vital, quedando muertos, en proceso de descomposición. Si los comemos no tomamos vida radiante, sino exactamente actividad biológica en degradación. Por eso en una carnicería el olor es cadavérico, ya que lo que hay allí son cadáveres. La utilidad nutritiva de estos alimentos animales para nuestro cuerpo dependerá de su procedencia, de su nivel de degradación biológica y de la cantidad que tomemos.

También son alimentos muertos o desvitalizados los alimentos refinados o que han sido sometidos a cualquier forma de desnaturalización, pues se les ha quitado o reducido la energía transformándolos en otra cosa, alterando su estructura química, despojándolos de elementos vitales fundamentales, mientras que se han añadido otros no vitales, como por ejemplo azúcar blanca refinada o grasas industriales hidrogenadas.

Igualmente podemos incluir aquí los alimentos sometidos a microondas, para calentarlos o cocinarlos. Las microondas son ondas electromagnéticas emitidas a determinada frecuencia, que rompen la cadena química vital o estructura del alimento en la que se alojan sus principios vitales y su energía. Con la ruptura de éstas se produce calor, de ahí que sirva para calentar el alimento, pero la destrucción de éste puede ser total dependiendo del tiempo de exposición. Después de una exposición completa de un alimento a las microondas, la forma química interna éste ha cambiado tanto que ha perdido su estructura original.

Si la acción del calor o del fuego es excesiva, como por ejemplo el calentamiento de aceites para su refinación o para la fabricación de margarinas industriales, sometiendo a las grasas a temperaturas de hasta 200 °C, se descomponen las grasas y los aceites y se crean productos más estables pero poco beneficiosos para la salud. Cuando el empleo del calor para cocinar alimentos es también excesivo, la temperatura elevada altera y degrada los alimentos que se cocinan.

En general, estos alimentos muertos o desvitalizados son: la carne, el pescado, los refinados como el azúcar y la harina blanca, la leche y sus derivados como el queso, la nata y los helados, los alimentos preparados y pasteurizados, las bebidas carbonatadas de lata, el alcohol y el café.

Los alimentos muertos o desvitalizados producen putrefacciones al ser ingeridos por el ser humano. Una vez que entran dentro de su sistema digestivo, éste lo reconoce como una agresión, razón por la cual después de su ingesta se produce leucocitosis, que es una reacción inmunológica defensiva. Es decir, que el cuerpo considera como agentes agresivos lo que nosotros consideramos alimentos, y después de su ingesta produce reacciones inmunológicas defensivas denominadas leucocitosis o fagocitosis postprandial. La carne y el pescado no se comen inmediatamente después del sacrificio o de la captura, con lo cual sigue el proceso de descomposición, produciéndose una fuerte desnaturalización cuya consecuencia es una mayor putrefacción en el sistema digestivo. Estos alimentos que no se adaptan a nuestra condición biológica de evolución producen efectos degenerativos a medio plazo. Nos alimentan a corto plazo, aportando calorías, proteínas y grasas necesarias para nuestro mantenimiento, pero a la larga, estos alimentos tienen un coste muy elevado, pues son difíciles de digerir y metabolizar, generando mucha toxemia, por eso, después debilitan, desvitalizan y degradan nuestro cuerpo y nuestros tejidos, congestionando y saturando los órganos vitales y el medio interno.

Estos hechos fueron demostrados por el biólogo premio Nobel y descubridor de la fagocitosis, el doctor Elías Metchnikoff, colaborador de Pasteur. Los bacilos tóxicos y putrefacciones invaden el intestino, donde se desarrollan aún más rápidamente. Aunque nuestro organismo tiene defensas contra la putrefacción, si la alimentación es putrefactiva predominantemente, las defensas se van debilitando y el intestino se va intoxicando y alterando. Finalmente, las toxinas pasan al torrente sanguíneo y se distribuyen por todo el organismo, produciendo padecimientos graves como cáncer y enfermedades de tipo inflamatorio o de tipo autoinmune. Como la enfermedad tarda en llegar, es difícil relacionarla con la alimentación. Aunque toda persona puede darse cuenta que tras ingerir alimentos densos inadecuados, el cuerpo reacciona con síntomas claros: trastornos digestivos, pesadez, digestión lenta, acidez, debilidad y ansiedad.

Líquidos

AGUA DE COCO

El agua de coco verde es considerada como la «leche materna» porque sus nutrientes son similares a ella. Además puede ser inyectada intravenosamente en casos de emergencia para estabilizar el contenido en electrolitos (sustancias que se disuelven en líquidos acuosos y generan corrientes eléctricas) del plasma sanguíneo. En España sólo la encontramos envasada, pero los cocos verdes abundan en América Central. Puede ser una bebida ideal para recuperarse después del ejercicio físico, para mezclar con las bebidas liquidarianas o tomada sola, simplemente para disfrutar de su exquisito sabor.

AGUA DE MAR

Esto es lo que dice mi colega Irene Bueno, experta en agua de mar, *coach* en salud, nutrición y deporte, y profesora de la Escuela de Cocina Ana Moreno sobre este líquido que nos regala la naturaleza:

«Somos en un 70 por 100 agua de mar diluida. Para su consumo se mezclan 2 partes de agua de mar con 5 partes de agua dulce. Para añadir a otros alimentos, la proporción es la misma sustituyendo las cantidades de agua dulce por zumos o batidos».

Es decir, que en nuestra alimentación liquidariana, añadiremos 2 partes de agua de mar por cada 5 partes de zumo o batido que consumamos. Según Irene Bueno, los beneficios del consumo del agua de mar son los siguientes:

- Produce una recarga hidroelectrolítica y contribuye a la rehidratación celular.
- Mejora la actividad celular y en consecuencia mejora la regeneración celular.
- Requilibra la función enzimática, facilitando la autorreparación.
- Contiene todos los minerales de la tabla periódica en forma biodisponible y en la misma proporción que nuestro plasma sanguíneo. Por eso es ideal para evitar carencias y también para deportistas antes, durante y después de la actividad física.
- NO es sal común refinada y blanqueada, ni daña los riñones ni deshidrata, por lo que tomada de forma adecuada es apropiada también para hipertensos.
- Es descongestionante de las vías respiratorias ya que tiene la capacidad de disolver la mucosidad.
- Es desinfectante por su capacidad antibiótica.
- Sacia el apetito por contener elementos nutritivos biodisponibles. Además es diurética y laxante.

- Es alcalina (pH = 8,5) por lo que atrae el oxígeno; y sabemos que las células cancerosas no pueden vivir en un entorno alcalino y en presencia de altos niveles de oxígeno.
- Según experimentación y estadísticas, ha contribuido a la mejora de la sintomatología o curación de enfermedades como síndrome químico múltiple, fibromialgia, cáncer, osteoporosis, contusiones, estreñimiento, gastritis, hipertensión, hipotiroidismo, artritis reumatoide y un largo etcétera en el que podemos incluir los miles de pacientes tratados satisfactoriamente por René Quintón y su plasma marino (más eficaz que el suero artificial).

La podemos recoger nosotros mismos en lugares alejados de puertos, zonas industriales, vertidos, salida de residuos; en playas donde haya bandera verde y nunca en días posteriores a lluvias o mar revuelto. Introduce una botella tapada hasta la altura de la rodilla, destápala y permite el llenado. Los aceites contaminantes se encuentran en la superficie y los sedimentos y arenas en el fondo. Cierra el tapón aún a la altura de la rodilla y saca el recipiente. A nivel medio se encuentra limpia y apta para beber. También puede adquirirse en dispensarios marinos, aunque hay que tener en cuenta que en muchos de ellos se ha filtrado y esto hace que haya perdido algunas propiedades. En España la Fundación Aqua Maris es la principal organización dedicada a la investigación y difusión del agua de mar.

KOMBUCHA

El kombucha un hongo blanco con textura gomosa, que da como resultado sustancias nutritivas valiosas como ácido glucurónico, ácido glucónico, ácido láctico, vitaminas B y C, aminoácidos y sustancias antibióticas, que equilibran el estado general del organismo y promueven su bienestar general, sin producir efectos secundarios. El hongo kombucha se introdujo en China allá por el año 230 a. C. de la mano del doctor Kombus. Al invadir China, los samuráis en la Edad Media, quedaron sorprendidos por la longevidad y buen estado de salud de los ancianos chinos, que sobrepasaban los cien años de edad, lo cual atribuyeron al consumo regular del té de kombucha.

El llamado *té de kombucha* es una bebida burbujeante que se obtiene de la fermentación de:

– Té verde
– Azúcar integral
– Hongo kombucha

Fue a mediados del siglo XX cuando el té de kombucha cobró fama en Rusia, debido a la longevidad de los habitantes de un pequeño pueblo industrial situado entre China y la propia Rusia, que tenían por costumbre consumirlo de manera regular.

Hoy en día se consume habitualmente también en Occidente, especialmente en lugares como Australia, Estados Unidos y Alemania, donde se persigue el beneficio que se deriva de sus propiedades medicinales.

Entre sus indicaciones se encuentran el alivio de los síntomas del resfriado, gripe, bronquitis, ulceras estomacales, acné, menopausia, agotamiento mental, obesidad, estrés… porque produce una gran sensación de bienestar, aporta energía, depura y regenera.

Todos los alimentos fermentados contienen sustancias antibacterianas o antibióticas y colaboran en la descomposición de algunas sustancias cancerígenas. Sintetizan vitaminas del grupo B y K. Acidifican el tracto intestinal y producen una inhibición de los gérmenes patógenos.

KÉFIR DE AGUA

El kéfir de agua tiene casi las mismas propiedades que el kéfir de leche, pero no necesitamos leche sino otros ingredientes. Su ventaja respecto al kéfir de leche es que pueden tomarlo los alérgicos a la leche o aquellos que no pueden o no quieren tomarla. Su ingrediente principal son unos nódulos parecidos a los del kéfir de leche que no se venden, sino que alguien te los regala. Podemos preguntar en nuestro herbolario o buscar *on-line*.

REJUVELAC

Rejuvelac es el nombre que recibe cualquier líquido fermentado por un moho, bacteria o levadura, que presenta propiedades digestivas. Contiene ocho de las vitaminas del grupo B y vitaminas E y K.

El rejuvelac se prepara germinando un grano, como la quinoa, el arroz integral o el mijo, por ejemplo. Después, en una jarra grande llena de agua, se añade una cucharada del grano germinado y se deja en remojo a temperatura ambiente durante dos días. A los dos días ya está preparado el rejuvelac.

Es importante comenzar bebiendo pequeñas cantidades, como un dedal al día, por la mañana. Esto es así porque al ser un alimento tremendamente depurativo, puede producir nauseas, diarreas o incluso vómitos, si lo toman personas que están muy intoxicadas. Una persona intoxicada sería cualquiera que llevara una dieta pobre, desvitalizada, basada en alimentos muertos o muy procesados, como carnes, dulces, cereales refinados, bebidas industriales, etc.

Se puede hacer una segunda tanda de rejuvelac utilizando los mismos germinados. En este caso sólo hace falta remojarlos un día.

ALOE VERA

El aloe vera se puede ver como la reina de las plantas medicinales, posee unas propiedades excepcionales. El jugo de aloe vera contiene diecinueve aminoácidos, veinte minerales y doce vitaminas, por lo que es un excelente suplemento nutricional natural. Beber diariamente entre 50 y 100 ml de jugo de aloe vera mejora la circulación sanguínea y apoya la regeneración celular, regula la presión arterial, promueve la curación de huesos y articulaciones, cura los daños de tejidos internos y úlceras, fortalece el sistema inmunológico, mejora e incluso elimina el estreñimiento, defiende el organismo contra las bacterias, favorece la regulación de azúcar en la sangre, disminuye el colesterol LDL –conocido como «colesterol malo»–, ayuda en la curación de la psoriasis reduciendo la picazón y, además, proporciona una sensación de bienestar y energía.

TÉ VERDE

El té verde es un potente antioxidante y antiinflamatorio.

Según comenta la doctora Odile Fernández en su libro *Mis recetas anticáncer,* el té verde es rico en una sustancia llamada epigalocatequin gallate, que evita el crecimiento anormal de tejidos en el organismo y la metástasis en pacientes con cáncer.

Es fácil que durante el proceso depurativo sientas algo de frío. El té verde tonifica el organismo y ayuda a mantenerlo activo, pero no interfiere en el sueño ni el descanso. Puedes tomar un litro de té verde al día. El más adecuado es el japonés sencha. También puedes utilizarlo como líquido para tomar batidos calientes, templados o fríos, según te apetezca.

Sólidos

CHÍA

Por su contenido de omega 3, las semillas chía, ayudan a reducir el colesterol malo y los triglicéridos. Proporcionan sensación de saciedad ayudando a controlar el apetito. Ayudan a regular la coagulación de la sangre, células de la piel, membranas, mucosas y nervios. Esto favorece la regeneración de los tejidos y por esta razón la usan algunos atletas. Son la mayor fuente vegetal de ácidos grasos omega 3. Además contienen proteínas completas que proporcionan todos los aminoácidos esenciales. Facilitan la digestión, aumentan la inmunidad y refuerzan los niveles de energía y concentración.

LINO

El aceite contenido en la semilla de lino es una de las mayores fuentes vegetales de ácidos grasos poliinsaturados esenciales denominados omega 3. Este tipo de ácidos grasos se denominan «esenciales» porque nuestro organismo necesita incorporarlos directamente en la ingesta ya que no tiene la capacidad de fabricarlos a partir de otros alimentos. A partir de él, el cuerpo humano es capaz de elaborar el denominado eicosapentanoico (EPA), importante para el organismo ya que disminuye la capacidad de adhesión de las plaquetas de la sangre, disminuyendo la tendencia a la coagulación y por lo tanto de la trombosis (formación de coágulos dentro de los vasos sanguíneos). Ayuda a mantener una buena circulación sanguínea, regula el nivel de colesterol, reduce la agregación plaquetaria, un fenómeno que al incrementarse induce la formación de coágulos y aumenta el riesgo de sufrir un infarto. Los omega 3 también tienen un efecto benéfico en procesos reumáticos, en artritis y en artrosis.

CÁÑAMO

Las semillas de cáñamo contienen dos grupos de macronutrientes indispensables para la salud. Por un lado se trata de todos los aminoácidos esenciales, por lo que son una excelente fuente de proteínas vegetales. Consumiéndolas a diario en el *smoothie* tienes la cantidad de proteínas que precisas.

Por otro lado, son ricas en ácidos grasos esenciales omega 3, que son necesarios para la salud del sistema nervioso y que juegan un papel muy importante en el funcionamiento cognitivo. Contienen omega 3 y omega 6 en la proporción adecuada, así como todos los aminoácidos esenciales, y son una excelente fuente de proteínas vegetales.

SÉSAMO

El sésamo puede ayudar a disminuir el colesterol en sangre, a prevenir el infarto de miocardio, la trombosis arterial y la osteoporosis, entre otras dolencias. Dadas sus características, resulta aconsejable su consumo para prevenir el agotamiento físico y mental, la pérdida de memoria, el estrés, la depresión, el insomnio y los problemas nerviosos. En aquellas personas sometidas a grandes exigencias físicas o intelectuales y que desean mantener su nivel de trabajo y rendimiento, se convierte en un excelente complemento nutritivo natural, ya que es un alimento muy energético. Al poseer importantes cantidades de calcio, también se aconseja su consumo para contrarrestar enfermedades relacionadas a los huesos. Asimismo, colabora en el mejoramiento de problemas relacionados con la rigidez de las articulaciones. El hierro, que realiza importantes y numerosas funciones en el organismo, también se encuentra presente en el sésamo, por lo que resulta muy positivo su uso en casos de anemia. Si se consume triturado en forma de pasta (tahini), aumenta su aprovechamiento por el organismo humano.

Hierbas aromáticas

PEREJIL

El perejil es una hierba aromática rica en vitamina C. Por esta razón ayudará a asimilar el hierro de los alimentos vegetales junto con los que se consuma. Además ayuda a hacer la digestión y eliminar flatulencias, así como el agua acumulada en el cuerpo, cálculos o piedras en el riñón y alivia los dolores asociados a la menstruación. Dado que aumenta la producción de estrógenos, resulta un afrodisíaco, especialmente en la menopausia. En los batidos verdes utilizaremos sólo las hojas, pero en los zumos utilizaremos también el tallo.

CILANTRO

El cilantro, coriandro o culandro es una planta de aroma cítrico que ayuda a regular el sistema digestivo encontrando un equilibrio entre estreñimiento y diarrea. Además es relajante y ansiolítico y tiene propiedades antibióticas y antibacterianas. En los batidos verdes utilizaremos sólo las hojas, pero en los zumos utilizaremos también el tallo.

HIERBABUENA

De la hierbabuena destacan sus propiedades digestivas. Ayuda en acidez, gases, estreñimiento, infecciones bacterianas, gastritis y síntomas de colon irritable. Pero además es buena para el insomnio. En los batidos verdes utilizaremos sólo las hojas, pero en los zumos utilizaremos también el tallo.

MENTA

La menta mejora la digestión y previene las flatulencias; pero además es expectorante, por lo que alivia la tos con flema y la congestión nasal. Además es rica en minerales como calcio (120 mg), magnesio 840 mg), fósforo (37 mg) y hierro (2,6 mg). En los batidos verdes utilizaremos sólo las hojas, pero en los zumos utilizaremos también el tallo.

SALVIA

La salvia es rica en vitaminas del grupo B, C y betacarotenos o provitamina A. Su consumo aumenta la secreción de bilis, y por eso es muy eficaz en trastornos digestivos como fermentaciones intestinales, hinchazón abdominal, gases y digestiones lentas y difíciles. Ayuda a regular la menstruación y atenúa los sofocos de la menopausia. En los batidos verdes utilizaremos sólo las hojas, pero en los zumos utilizaremos también el tallo.

TOMILLO

El tomillo por su parte es una planta muy rica en hierro, calcio y vitamina C. Además posee un antibiótico natural ideal para combatir las afecciones de las vías respiratorias, aunque también los problemas de piel y capilares. Rebaja los dolores menstruales, los de cabeza y ayuda a tener buena memoria.

ROMERO

El romero es rico en hierro y también presenta propiedades expectorantes y antibacterianas como el tomillo. Ambos son potentes antioxidantes que previenen el crecimiento y la proliferación de células cancerosas. Es antiinflamatorio. Hay que tener cuidado con el insomnio, porque es una planta estimulante.

Especias

CANELA

Su nombre deriva de una palabra griega que significa «madera dulce». La canela es rica en hierro, calcio y fibra. No debe almacenarse en polvo más de seis meses, porque pierde su aroma. Es útil para aliviar la indigestión, los calambres en el estómago, los espasmos intestinales, las náuseas y las flatulencias. Los extractos de canela son agentes activos frente al *Candida albicans,* el hongo responsable de la infección vaginal por hongos, así como el *Helicobacter pylori,* la bacteria responsable de las úlceras estomacales. Los extractos de canela también inhiben el crecimiento de los cultivos de las células tumorales. En un estudio realizado a 60 hombres y mujeres, con una media de edad de 52 años, que tenían diabetes tipo 2, se les dio ½ cucharadita de canela al día durante 6 semanas. Estos estudios mostraron una disminución del 25 por 100 de los niveles de glucosa en sangre en ayunas, así como una reducción del 12 por 100 de los niveles de colesterol en la sangre y una disminución del 30 por 100 en los niveles de triglicéridos en la sangre. Además de todo esto es muy rica en calcio (1228 mg) por lo que resulta muy útil para los huesos.

JENGIBRE

Tradicionalmente, el jengibre se ha utilizado para tratar las afecciones intestinales, especialmente para los problemas digestivos, pues al estimular el páncreas, aumenta la producción de enzimas que favorecen la digestión. Igualmente su poder antibacteriano resulta eficaz para prevenir problemas intestinales que se producen por alteraciones en la flora intestinal. También es excelente para contrarrestar los vómitos producidos por la quimioterapia. Ingerirlo con los alimentos ayuda a que se minimice la reacción del cuerpo a los medicamentos de dicho tratamiento. Al igual que los causados en los primeros meses de embarazo y los posoperatorios.

Es útil para evitar la aparición de úlceras, ya que parece que su compuesto antibacteriano es capaz de eliminar la bacteria *Helicobacter pylori,* cuyas secreciones de amoníaco atacan los jugos gástricos produciendo gastritis y úlceras en el duodeno. Esta planta es capaz de neutralizar el exceso de ácido gástrico, que es otra de las causas por las que aparecen las úlceras. El consumo de jengibre alivia significativamente el dolor asociado a la artritis reumática, osteoporosis y desordenes musculares, ya que actúa como antiinflamatorio.

NUEZ MOSCADA

Alto contenido en magnesio (183 mg), calcio (184 mg) y fibra.

VAINILLA

Aparte de su exquisito aroma, la vainilla es importante por sus propiedades calmantes. Es un tranquilizante natural ideal en trastornos de ansiedad, aunque de manera simultánea es un afrodisíaco que ayuda a combatir la impotencia y aumenta la libido. Es un antioxidante y antibacteriano que ayuda a bajar la fiebre de manera natural.

Suplementos

HIERBA DE TRIGO

La clorofila es un pigmento verde que se encuentra en las plantas al que podríamos llamar energía solar concentrada. Las hojas de las plantas reciben la energía de la luz solar, que se almacena en ellas. Quienes comen carne o beben leche, reciben esta energía de segunda mano, quienes se alimentan de plantas, la reciben de primera. De la hierba de trigo, los germinados y los brotes jóvenes de las plantas sin cocinar se obtiene energía solar concentrada. La clorofila nos protege de los cancerígenos como ningún otro alimento o medicina: refuerza las células del cuerpo, depura el hígado y neutraliza químicamente los tóxicos del organismo.

El zumo de hierba de trigo contiene oxígeno líquido. Según el bioquímico alemán Otto Warburg, que obtuvo el premio Nobel por un estudio en el que revelaba que las células cancerígenas no resisten a la presencia de oxígeno, para que una terapia anticáncer tenga efecto, se ha de aumentar la presencia de oxígeno en la sangre. La clorofila extraída de las plantas ha demostrado gran capacidad de aumentar el nivel de la molécula que transporta el oxígeno en la sangre humana, la hemoglobina.

HIERBA DE CEBADA

Cuando las semillas de la cebada germinan en tierra, comienzan a brotar unas hierbas verdes similares al césped. Estas hierbas crecen hacia la luz porque se nutren del sol. El sol, el agua y la tierra consiguen que la planta convierta la energía lumínica en energía orgánica. Es la energía más pura y más primaria que existe en la tierra.

Estas hierbas se cortan cuando están frescas, se secan y se pulverizan, dando como resultado lo que conocemos como «verde de cebada».

Este polvo de cebada contiene cinco veces más hierro que las espinacas y diez veces más calcio que la leche. Sin embargo, por lo que más destaca es por la cantidad que contiene de una sustancia que se llama clorofila. La clorofila es el pigmento verde de las plantas, una molécula extremadamente importante, crítica en la fotosíntesis, que es el proceso que permite a las plantas absorber energía a partir de la luz.

Cuando un ser vivo ingiere clorofila, está ingiriendo la vida radiante que proviene directamente del sol, libre de cualquier tóxico. Como bien reza el dicho «somos lo que comemos» y si se come vida, se está vivo.

El verde de cebada se comercializa en polvo, bien a granel o prensado en forma de cápsulas, para que sea sencillo su consumo.

Mi sugerencia es que tomes cada día, además de lo que puedas consumir en las bebidas verdes liquidarianas, un vaso con tres cuartas partes de agua tibia, a ser posible filtrada o al menos mineral, con una cucharada sopera de polvo verde de cebada.

Este sencillo gesto cotidiano produce un efecto de alcalinización del pH del plasma sanguíneo. La sangre es un líquido orgánico que presenta un pH que ha de ser ligeramente alcalino. El pH de la sangre cambia cuando llegan a ella las sustancias que se han ingerido, acidificándolo si son de índole tóxica.

Las sustancias de índole tóxica son aquellos comestibles que la industria llama alimentos, pero que nada tienen que ver con lo que la naturaleza nos da: los precocinados, los que están llenos de aditivos, la carne procedente de animales hormonados y tratados con antibióticos, el pescado de piscifactoría, las bebidas artificiales…

El pH de la sangre también se torna ácido cuando el organismo está movilizando venenos desde sus tejidos, con intención de eliminarlos de ellos. Esto es lo que ocurre durante el proceso de depuración que trae consigo la dieta liquidariana.

Si el pH del plasma sanguíneo cambia y deja de ser alcalino, se vuelve ácido. Cuando es ácido, todas las funciones corporales se ralentizan y el cuerpo humano funciona peor.

Dado que tomar verde de cebada alcaliniza el pH de la sangre, contribuye al bienestar general, especialmente en un organismo intoxicado o en proceso depurativo.

Hace falta que el pH sea el adecuado, y esto lo consigue el propio sistema corporal de homeostasis o vuelta al equilibrio, a través de una serie de ajustes. Estos ajustes, si bien hacen que se recobre el equilibrio, contribuyen a desgastar los recursos energéticos del organismo y sus reservas de minerales alcalinos: calcio y magnesio. Ambos minerales se utilizan para algo que no es su función principal, que tiene que ver con la salud de los huesos y la transmisión del impulso nervioso.

Durante el proceso depurativo, sometemos a nuestro cuerpo a un estado de acidosis. Es una situación transitoria que tiene que ver con la movilización y eliminación de tóxicos del organismo y que constituye un mal menor en personas sanas.

El verde de cebada ayudará a restablecer el equilibrio del pH del plasma sanguíneo para que éste recobre su estado metabólico alcalino.

Tómalo cada día y especialmente siempre que ingieras alimentos tóxicos o cuando sientas que la química de tus emociones, si éstas son de índole negativa, pueda estar contribuyendo a un desequilibrio del pH de la sangre.

ALGA ESPIRULINA

Las algas son las verduras del mar. Destacan sobre todo por su riqueza en sales minerales y oligoelementos, pero también son ricas en vitaminas y proteínas.

Especialmente, el alga espirulina posee un 70 por 100 de proteína, y en ella están presentes todos los aminoácidos esenciales, hierro, provitamina A y vitaminas B_1, B_2 y E. Es el alga más rica en clorofila, sustancia que activa las enzimas del cuerpo que intervienen en la asimilación de los nutrientes para transformarlos en energía, ayuda a purificar la sangre, aumenta la producción de hemoglobina y evita la contracción de los vasos sanguíneos. Es el alimento más rico en hierro que se conoce, incluso veinte veces más que otros considerados como fuentes vitales de este mineral. En ella también se encuentran importantes concentraciones de calcio y magnesio, con la ventaja de que carece casi por completo de sodio. Junto con la leche materna, es el único alimento que contiene cantidades apreciables de ácido graso gammalinolénico (GLA), que interviene en la regulación de toda la red hormonal. Su sabor es bastante fuerte, por ello generalmente se suele consumir en comprimidos.

PROBIÓTICOS

El origen de la vida son las bacterias. De hecho, llegaron mucho antes que nosotros y tienen una capacidad de adaptación incalculable. Son las precursoras de la vida y de nosotros mismos, y son de vital importancia para la vida y para la salud. En realidad, somos diez veces más bacterias que células, forman parte de nosotros y nos constituyen esencialmente.

«El ser humano es una gran comunidad andante de bacterias».

Estamos literalmente tapizados, interior y exteriormente, de bacterias, y de eso depende nuestro equilibrio. Tenemos más bacterias en nuestra boca que habitantes en España.

Hace un siglo, Elías Metchnikoff (científico ruso, premio Nobel y profesor del Instituto Pasteur en París), postuló que las bacterias ácido lácticas ofrecían beneficios para la salud que llevan a la longevidad. La autointoxicación intestinal y el envejecimiento resultante podrían suprimirse modificando la microbiótica intestinal y utilizando microbios útiles para sustituir los microbios proteolíticos que producen sustancias toxicas que surgen de la digestión de las proteínas (fenoles, indoles, amoníacos).

El término «probiótico» fue introducido por primera vez en 1965: factor de origen microbiológico que estimula el crecimiento de otros organismos. Previenen la acción de los patógenos: excretan ácidos que bajan el pH intraluminal por debajo del nivel de tolerancia de los gérmenes patógenos y compiten con el lugar de adhesión de los patógenos. Además, algunos probióticos como los lactobacilos y las bifidobacterias son capaces de secretar antibióticos naturales que tienen un espectro de acción sobre gérmenes patógenos. Los principales probióticos utilizados actualmente en humanos son: *Lactobacillus GG, Lactobacillus acidophilus, Bifidobacterium longum, Streptococcus thermophilus* y *Sacharomyces boulardii.*

REISHI

Es un hongo curativo rico en polisacáridos, ácidos grasos insaturados (oleico), calcio y germanio. Reduce los efectos secundarios durante el tratamiento con quimioterapia o radioterapia, pero además previene recidivas, es decir, que posee potencial quimiopreventivo. Tiene propiedades antiinflamatorias y antioxidantes. Depura el hígado y actúa disminuyendo el nivel de transaminasas y además posee efectos antialergénicos (inhibe la histamina), reduciendo reacciones alérgicas como el asma o la fiebre del heno. Normalmente lo encontramos en polvo.

SHIITAKE

La acción medicinal de las setas shiitake se puede resumir en que reduce la presión arterial, el colesterol, es útil en afecciones hepáticas, potencia al sistema inmunológico y lo previene de gripes y resfriados, e induce la formación de interferón, que actúa en dos niveles: por un lado evita la replicación vírica en células aún sanas y, por otro lado, favorece la destrucción de las células ya infectadas. Por tanto, reduce tumores. También existe investigación clínica en su efecto sobre el sida, síndrome de fatiga crónica y herpes.

ACEITE DE COCO

El aceite de coco es un alimento-medicamento que presenta infinidad de propiedades depurativas. Es un antifúngico que combate las infecciones causadas por hongos y levaduras. Es antiinflamatorio. También posee propiedades antimicrobianas debido a su alto contenido en ácido laúrico, por lo que contribuye a combatir las infecciones causadas por virus, parásitos y bacterias, ayudando incluso en casos de herpes, hepatitis C y sida.

Ayuda a combatir las infecciones bucales, previene la caries y elimina el mal aliento.

Es un aceite vegetal en el que predominan grasas saturadas de cadena media. Por eso a temperatura ambiente su aspecto es semisólido, como de pomada de color blanquecino. Esto es así excepto en verano, que presenta un aspecto líquido y color transparente.

Endulzantes

STEVIA

Es el mejor endulzante porque no aumenta el índice glucémico en sangre. Sin embargo, su sabor recuerda al de la sacarina, por tanto no es muy agradable.

SIROPE DE ÁGAVE

Proviene de un cactus denominado ágave azul, de donde se extrae el tequila. En muchos casos no es crudo, salvo que lo diga la etiqueta. Es más recomendable que el azúcar y la miel debido a que estos tampoco son naturales y producen una elevación mayor del índice glucémico en sangre.

SIROPE DE ARCE

Es la savia del arce, un árbol que proviene de Canadá. Es rico en calcio, magnesio, cinc, hierro y manganeso. Lo normal es que no sea crudo y además sube el índice glucémico en sangre más que el sirope de ágave, aunque suele ser más natural que el anterior.

FRUTAS DESECADAS

Ciruelas pasas, dátiles, higos secos, orejones de albaricoque secados, pasas de uva o uvas pasas. Se suelen emplear mucho las frutas secas en gastronomía, un ejemplo sencillo suele ser en ensaladas donde acompañan a las verduras y los aperitivos que se sirven en algunos lugares, los potajes de la cocina persa y los aromáticos postres de la cocina árabe. Las propiedades y compuestos alimenticios que poseen los convierten en herramientas valiosas para la medicina preventiva. En nuestro caso, las utilizaremos como los endulzantes más naturales que existen siempre y cuando no se hayan secado a temperaturas elevadas o contengan azufre o harinas blancas para su conservación. Son muy ricas en azúcares de absorción rápida, pero a la vez también son ricas en fibra, lo que enlentece su asimilación. Destacan por su contenido en minerales, como calcio, hierro y magnesio.

Pociones mágicas o mis recetas liquidarianas

REFRESCANTES ZUMOS, JUGOS O LICUADOS

Los zumos de verduras y frutas naturales, es decir, aquellos que no se venden envasados, que normalmente están pasteurizados para aumentar su vida útil, son los que haces tú mismo en casa con la licuadora o con el exprimidor de cítricos; y constituyen un excelente depurativo.

Si los preparas con frutas, como al licuarlas se las desprovee de su fibra, estos zumos pueden aumentar la glucemia en sangre y hacer trabajar de más al páncreas. En este caso, conviene rebajarlos al 50 por 100 con agua y beberlos muy lentamente, paladeando cada sorbo y no del tirón.

Mejor sería que los preparases con verduras. Para que el sabor no sea muy fuerte, a los zumos de verduras puedes añadirles una manzana verde (ácida), una zanahoria, un limón y un pepino; pero siempre añadiendo más cantidad de verduras que de frutas, las frutas sólo deben cumplir la función de mitigar el sabor fuerte de las verduras. Para evitar un desequilibrio con el nivel de azúcar en sangre, es preferible elegir zumos de verduras antes que de frutas; o una mezcla de ambos, donde predominen las verduras.

Recuerda, los zumos se hacen con la licuadora, no con la batidora, eso sería un batido. Igual esto te parece muy obvio, pero me lo han preguntado muchísimas veces. Un batido se hace triturando con la batidora la fruta y las semillas; un zumo se prepara licuando la fruta o la verdura con la licuadora.

Una cura sencilla puede seguirse ingiriendo únicamente zumos de frutas y hortalizas naturales. Hablamos del ayuno con zumos. Puedes seguirlo tan sólo un día a la semana, de manera sistemática, para depurar tu organismo y dejar reposar un poquito la maquinaria vital. En este caso tomar hasta 1 litro de zumo dividido en 3 tomas. Bébelo despacio, para suavizar el aumento del índice de glucemia en sangre.

A continuación, te presento varios ejemplos y mis zumos depurativos preferidos.

Para preparar un zumo depurativo, lava y licua los siguientes ingredientes, de preferencia ecológicos:

1 rama de apio,
1 limón entero pelado,
1 pepino,
1 trozo pequeño de jengibre de 1 cm de lado,
1 fruta (opcional) como manzana verde, pera, o una verdura dulce
   como remolacha o zanahoria, para modificar el sabor, y
1 puñado de verdura de hoja verde (opcional).

Otras opciones son:

• Apio, limón, pepino, jengibre, remolacha y perejil.
• Apio, limón, pepino, jengibre, manzana y espinacas.
• Apio, limón, pepino, jengibre, pera y rúcula.
• Apio, limón, pepino, jengibre, fresas/frutos rojos.
• Apio, limón, pepino, jengibre, zanahoria y perejil.

Es especialmente beneficioso en ayunas todos los días. También antes de las comidas o a media mañana y a media tarde.

La granada es la única fruta que no modifica los niveles de azúcar de las personas diabéticas. Útil en hipertensión y retención de líquidos, lo que hace que sea recomendable en caso de padecer gota, exceso de ácido úrico y obesidad.

Zumos específicos para casos concretos:

- Zumo para el dolor de garganta: Zumo de cebolla cruda.
- Zumo para limpiar las vías respiratorias: Medio limón, una cucharada grande de zumo de jengibre fresco o en polvo y 200 ml de agua destilada. Limpia el pulmón de mucosidades. Tomar 4-5 veces al día.
- Zumo para tratar la anemia:
  - Opción 1: 250 g de zanahorias, 150 g de apio, 50 g de perejil y 50 g de endibias.
  - Opción 2: 400 g de zanahorias y 100 g de remolacha.
- Zumo para la convalecencia: 320 g de zanahorias, 100 g de espinacas, 60 g de perejil y 20 g de apio.
- Zumo para tratar la gripe (vitamina C):
  - Opción 1: 300 g de zanahorias y 200 g de espinacas.
  - Opción 2: 200 g de zanahoria, 100 g de lechuga, 100 g de judías verdes y 100 g de col.
- Zumo para tratar piedras en riñones y vesícula. También anemia: 300 g de zanahoria, 100 g de remolacha y 100 g de pepino.
- Zumo para el cabello: Zumo a partes iguales de alfalfa germinada, zanahoria y lechuga.
- Zumo para tratar las impurezas de la piel y el cabello: 250 g de zanahoria, 100 g de pepino, 150 g de lechuga y 75 g de alfalfa germinada.
- Zumo para asma e hígado: 250 g de zanahoria, 150 g de apio y 50 g de endibias.
- Zumo para tiroides: 4 zanahorias y 1 remolacha.
- Zumo para calmar el estrés y conseguir quietud interna: 5 hojas de col verde, media col blanca y media lechuga. Tomarlo 30 minutos antes de enfrentarte a la situación que te pone nervioso, también un vaso por la mañana y otro por la noche. Puede producir somnolencia.
- Zumo para la creación de sangre y problemas de menstruación: Zumo de hinojo.

- Zumo para tratar la fiebre y la inflamación: Zumo de manzana.
- Zumo diurético: Zumo de pepino. Disminuye la tensión arterial.
- Zumo para el reuma: Zumo de pepino, remolacha y zanahoria, a partes iguales.
- Zumo para la indigestión: Funcionan en casos de deshidratación, estrés, así como si se ha abusado de mucha comida cocinada. Tres opciones:
  - Opción 1: Hacer un licuado de manzanas, peras y verduras verdes, añadir aceite de oliva, mezclar y beber despacio. El aceite de oliva hará que el intestino mejore de forma natural. Tomar 3-4 veces al día.
  - Opción 2: Tomar 1 litro de agua con el zumo de un limón, durante la mañana.
  - Opción 3: Tomar en ayunas un licuado hecho con 2 puñados de perejil, un trozo de apio, 2 manzanas y 1 pera. Si la indigestión es muy fuerte, aumentar la cantidad de perejil.
- Zumo para fortalecer el sistema inmunitario: Hacer un zumo con 2 dientes de ajo, 1 rodaja de jengibre, un puñado de perejil y 4 peras. Añadir 30 ml de aceite de oliva y una pizca de pimienta.
- Zumo para los dolores de espalda: 1 ramillete de brócoli y 2 manzanas. Tomarlo mañana y tarde.

Smoothiemanía a la batidora

CAFÉ MORENINI

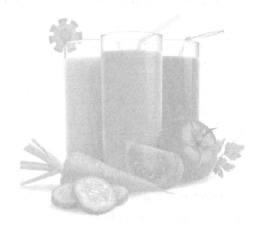

Ingredientes
Para 1 café
2 cucharadas soperas de nueces de macadamia
1 cucharadita de cacao en polvo
1 cucharadita de café de cereales
1 cucharada soperas de sirope de ágave
Vainilla y canela al gusto
125 ml de agua caliente

Preparación
Remoja las nueces de macadamia en agua durante toda la noche. A la mañana siguiente escurre bien el agua. Tritura bien todos los ingredientes y bebe el café inmediatamente.

BATIDO DE PIÑA Y HIERBABUENA

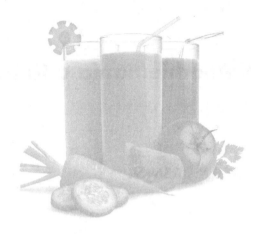

Ingredientes

Para 2 batidos

Media piña natural pelada pero con el tronco

3 hojas de hierbabuena

Un gran vaso de agua fría

Preparación

Tritura bien todos los ingredientes y bebe el batido inmediatamente.

En lugar de agua, puedes usar agua de coco, leche de coco, kombucha, kéfir o té verde helado.

BATIDO DE CHÍA, ARÁNDANOS Y HIERBABUENA

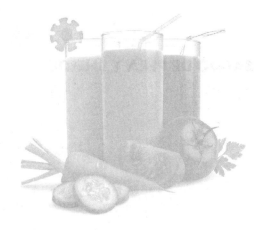

Ingredientes
Para 2 batidos
2 cucharadas soperas de semillas de chía
3 hojas de hierbabuena
2 cucharadas soperas de arándanos frescos
2 vasos de agua fría

Preparación
Remoja las semillas de chía en agua en el triple de su volumen durante toda la noche. A la mañana siguiente, tritura bien todos los ingredientes y bebe el batido inmediatamente.

En lugar de agua, puedes usar agua de coco, leche de coco, kombucha, kéfir o té verde helado.

BATIDO DE PERA Y ENELDO

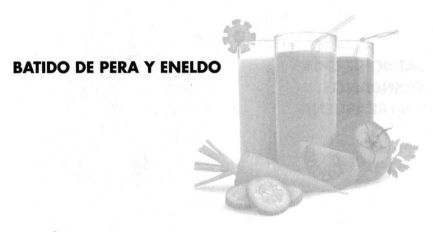

Ingredientes

Para 3 batidos

2 peras

¼ de ramillete de eneldo

700 ml de rejuvelac, agua de coco o, en su defecto, agua filtrada

Preparación

Tritura bien todos los ingredientes y bebe el batido inmediatamente.

En lugar de rejuvelac, agua de coco o agua, puedes usar leche de coco, kombucha, kéfir o té verde helado.

BATIDO DE FRESAS Y LECHE DE COCO

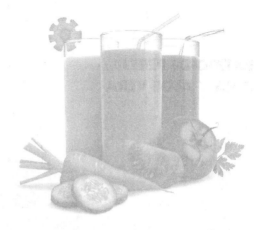

Ingredientes

Para 1 litro de batido

100 g de fresas ecológicas enteras, con su tallo verde

50 g de semillas de chía o lino puestas en remojo la noche anterior en 1 vaso de agua filtrada

¼ de lechuga romana

Un chorrito de sirope de ágave o 3 dátiles deshuesados

Agua al gusto o hasta completar el litro de batido

Preparación

Tritura bien todos los ingredientes y bebe el batido inmediatamente.

En lugar de agua, puedes usar agua de coco, leche de coco, kombucha, kéfir o té verde helado.

BATIDO DE PEREJIL, PERA Y ALOE VERA

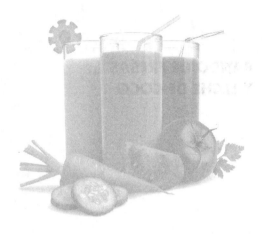

Ingredientes

Para 1 litro de batido

1 rama de perejil

3 peras

1 cucharada sopera de pulpa de aloe vera

Rejuvelac al gusto o hasta obtener 1 litro de batido

Preparación

Tritura bien todos los ingredientes y bebe el batido inmediatamente.

En lugar de rejuvelac, puedes usar agua de coco, leche de coco, kombucha, kéfir o té verde helado.

BATIDO DE SANDÍA CON ZUMO DE LIMA

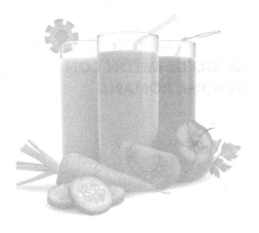

Ingredientes
Para 1 litro de batido
1 sandía
El zumo de 1 lima
1 cucharada sopera de germinados

Preparación
Tritura bien todos los ingredientes y bebe el batido inmediatamente.

BATIDO DE MELÓN CON LECHUGA ROMANA

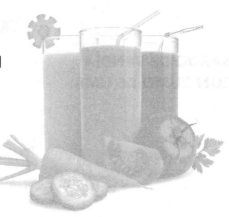

Ingredientes

Para 1 litro de batido

Medio melón pelado y despepitado

Media lechuga romana

2 cucharadas soperas de germinados

1 trozo de jengibre fresco pelado de 1 cm de lado

1 cucharadita de reishi en polvo

1 vaso de té verde helado

Preparación

Tritura bien todos los ingredientes y bebe el batido bien frío.

BATIDO DE MANZANA, PEREJIL Y ARÁNDANOS

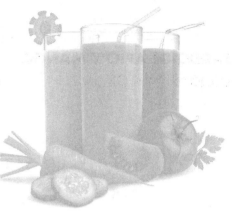

Ingredientes
Para 1 litro de batido
3 manzanas pink lady
1 cestita de arándanos
1 manojo de perejil fresco
700 ml de rejuvelac

Preparación
Tritura bien todos los ingredientes y bebe el batido inmediatamente.

En lugar de rejuvelac, puedes usar agua de coco, leche de coco, kombucha, kéfir, té verde helado o agua pura filtrada.

BATIDO DE APIO Y MANGO

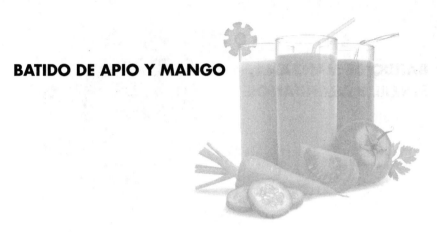

Ingredientes

Para 1 litro de batido

1 mango
4 ramas de apio
El zumo de 1 limón
1 cucharadita de hierba de trigo en polvo
1 cucharadita de reishi en polvo
200 ml de zumo de manzana
300 ml de agua de coco

Preparación

Tritura bien todos los ingredientes y bebe el batido inmediatamente.

En lugar de zumo de manzana y agua de coco, puedes usar leche de coco, kombucha, kéfir, té verde helado o agua.

BATIDO DE SANDÍA Y FRAMBUESA

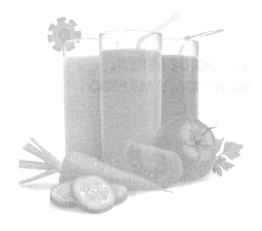

Ingredientes
Para 1 litro de batido
Media sandía
100 g de frambuesas
Media lechuga
Rejuvelac hasta completar 1 litro

Preparación
Tritura bien todos los ingredientes y bebe el batido muy frío.
En lugar de rejuvelac, puedes usar agua filtrada, leche de coco, kombucha, kéfir o té verde helado.

BATIDO DE PEREJIL, NARANJA Y MANGO

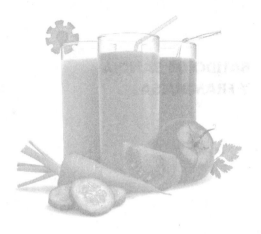

Ingredientes

Para 1 litro de batido

1 ramillete de perejil

1 cucharada sopera de germinados

2 naranjas

1 mango

1 cucharadita de reishi

Infusión helada de frutos rojos hasta completar 1 litro de batido

Preparación

Tritura bien todos los ingredientes y bebe el batido inmediatamente.

En lugar de la infusión, puedes usar agua, rejuvelac, agua de coco, leche de coco, kombucha, kéfir o té verde helado.

BATIDO DE SANDÍA Y HIERBABUENA

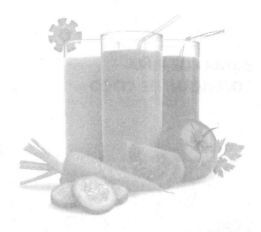

Ingredientes
Para 1 litro de batido
1 sandía pelada
El zumo de 1 limón
1 cucharada sopera de germinados
Medio ramillete de hierbabuena

Preparación
Tritura bien todos los ingredientes y bebe el batido bien frío.

BATIDO DE PIÑA CON AGUA DE COCO

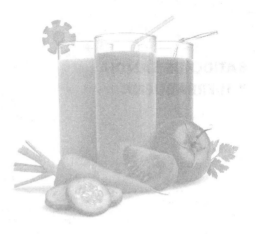

Ingredientes
Para 1 litro de batido
1 piña pelada pero con el tronco
Agua de coco hasta completar 1 litro de batido

Preparación
Tritura bien todos los ingredientes y bebe el batido muy frío.

BATIDO DE MANGO, MANZANA Y PEREJIL

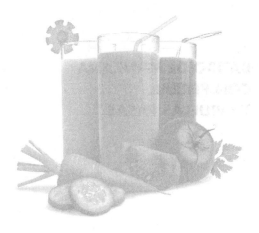

Ingredientes
Para 1 litro de batido
1 mango
1 manzana pink lady
2 manojos de perejil
1 trozo de jengibre fresco de 1 cm de lado
1 cucharada sopera de germinados
400 ml de zumo de manzana

Preparación
Tritura bien todos los ingredientes y bebe el batido inmediatamente.

En lugar de zumo de manzana, puedes usar zumo de naranja, agua de coco, leche de coco, kombucha, kéfir, rejuvelac, agua filtrada o té verde helado.

BATIDO DE MANZANA CON PEREJIL Y CIRUELAS PASAS

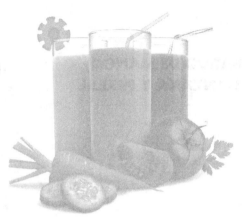

Ingredientes

Para 1 litro de batido

100 g de ciruelas pasas deshuesadas remojadas la noche anterior en 200 ml de agua filtrada

1 manzana verde

1 manojo de perejil

Media cucharadita de canela

Media cucharadita de vainilla

Media cucharadita de nuez moscada

1 cucharadita de hierba de trigo en polvo

Rejuvelac al gusto o hasta completar 1 litro de batido

Preparación

Tritura bien todos los ingredientes (incluida el agua del remojo de las ciruelas) y bebe el batido inmediatamente. En lugar de rejuvelac, puedes usar agua, agua de coco, leche de coco, kombucha, kéfir o té verde helado.

BATIDO DE MANZANA Y CANELA

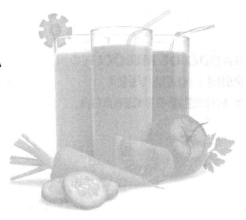

Ingredientes

Para 1 litro de batido

1 manzana fuji

1 lechuga romana

1 cucharada sopera de germinados

50 g de dátiles deshuesados remojados la noche anterior en 200 ml de agua filtrada

Media cucharadita de canela en polvo

Media cucharadita de nuez moscada

500 ml de rejuvelac

Preparación

Tritura bien todos los ingredientes (incluida el agua del remojo de los dátiles) y bebe el batido inmediatamente. En lugar de rejuvelac, puedes usar agua, agua de coco, leche de coco, kombucha, kéfir o té verde helado.

BATIDO DE MELOCOTÓN, PERA, ALOE VERA Y HIERBA DE CEBADA

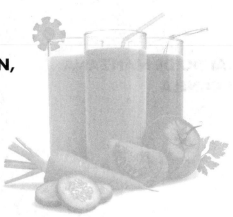

Ingredientes
Para 1 litro de batido
2 melocotones
1 pera
1 cucharada sopera de aloe vera
1 cucharada sopera de hierba de cebada
1 cucharadita de reishi en polvo
Rejuvelac al gusto o hasta completar 1 litro de batido

Preparación
Tritura bien todos los ingredientes y bebe el batido inmediatamente.

En lugar de rejuvelac, puedes usar agua, agua de coco, leche de coco, kombucha, kéfir o té verde helado.

BATIDO DE MANZANA Y KIWI

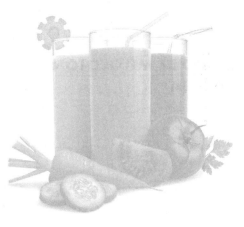

Ingredientes
Para 1 litro de batido
2 manzanas
2 kiwis
1 cucharada sopera de hierba de trigo
Rejuvelac al gusto o hasta completar 1 litro de batido

Preparación
Tritura bien todos los ingredientes y bebe el batido inmediatamente.

En lugar de rejuvelac, puedes usar agua, agua de coco, leche de coco, kombucha, kéfir o té verde helado.

BATIDO DE MELOCOTÓN Y MENTA

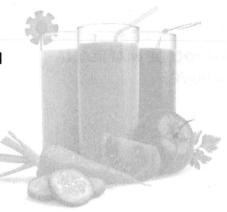

Ingredientes

Para 1 litro de batido

2 melocotones

10 hojas de menta fresca

1 cucharada sopera de hierba de trigo

Rejuvelac al gusto o hasta completar 1 litro de batido

Preparación

Tritura bien todos los ingredientes y bebe el batido inmediatamente.

En lugar de rejuvelac, puedes usar agua, agua de coco, leche de coco, kombucha, kéfir o té verde helado.

BATIDO DE MANGO, NARANJA Y ROMERO

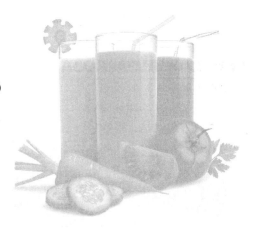

Ingredientes

Para 1 litro de batido

1 mango

2 naranjas

Las hojas de 2 ramas de romero

1 cucharada sopera de hierba de cebada

Rejuvelac al gusto o hasta completar 1 litro de batido

Preparación

Tritura bien todos los ingredientes y bebe el batido inmediatamente.

En lugar de rejuvelac, puedes usar agua, agua de coco, leche de coco, kombucha, kéfir o té verde helado.

BATIDO DE ALGARROBA

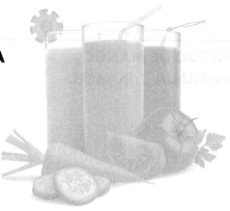

Ingredientes

Para 1 litro de batido

100 g de dátiles deshuesados y puestos en remojo en 200 ml de
  agua durante toda la noche

2 cucharadas soperas de aceite de coco

5 cucharadas soperas de algarroba en polvo

1 cucharadita de reishi en polvo

1 cucharada sopera de tahini

Rejuvelac al gusto o hasta completar 1 litro de batido

Preparación

Tritura bien todos los ingredientes, incluida el agua del remojo de
los dátiles, y bebe el batido inmediatamente. En lugar de rejuvelac,
puedes usar agua, agua de coco, leche de coco, kombucha, kéfir o té
verde helado.

BATIDO DE MELÓN Y PEREJIL

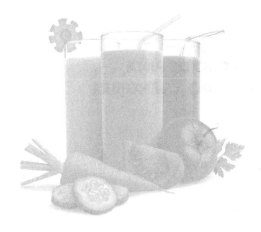

Ingredientes
Para 1 litro de batido
Medio melón grande pelado y despepitado
Medio ramillete de perejil fresco
Media cucharadita de cúrcuma en polvo

Preparación
Tritura bien todos los ingredientes y bebe el batido muy frío.

BATIDO DE PIÑA, MANGO Y JENGIBRE

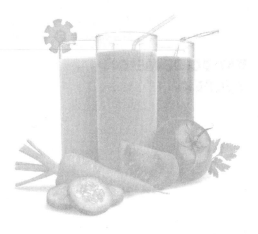

Ingredientes
Para 1 litro de batido
1 piña pelada pero con el tronco
1 mango
1 trozo de jengibre fresco de 1 cm de lado
1 cucharadita de espirulina en polvo

Preparación
Tritura bien todos los ingredientes y bebe el batido muy frío.

BATIDO VERDE DE MELÓN, CÚRCUMA Y CANELA

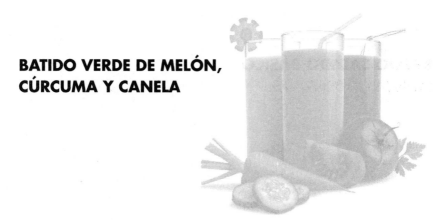

Ingredientes

Para 1 litro de batido

Medio melón grande pelado y despepitado

Media cucharadita de cúrcuma en polvo

Media cucharadita de canela en polvo Media cucharadita de hierba de cebada

Preparación

Tritura bien todos los ingredientes y bebe el batido muy frío.

BATIDO SALADO BÁSICO

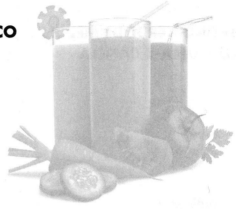

Ingredientes
Para 1 batido
1 rama de apio
1 rama de perejil
1 limón entero bien pelado
1 cucharadita de hierba de trigo o de cebada en polvo
1 manzana
Un gran vaso de agua

Preparación
Tritura bien todos los ingredientes y bebe el batido inmediatamente. En lugar de agua, puedes usar agua de coco o rejuvelac.

SOPA ENERGÉTICA DE ANN WIGMORE

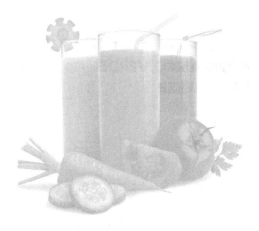

Ingredientes

Para 2 batidos

1 cucharada sopera de semillas de lino

1 rama de apio

1 rama de perejil

1 lima entera bien pelada

1 cucharadita de hierba de trigo en polvo

1 manzana

2 vasos grandes de agua

Preparación

Remoja durante toda la noche una parte de semillas de lino en tres partes de agua.

A la mañana siguiente, tritura bien todos los ingredientes y bebe el batido inmediatamente. En lugar de agua, puedes usar agua de coco o rejuvelac.

AJOBLANCO VERDE PARA BEBER

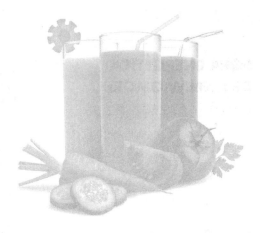

Ingredientes

Para 4 personas

300 g de almendras

1 litro de agua o de rejuvelac

1 diente de ajo

1 rama de apio

1 manzana verde (opcional)

1 cucharada sopera de hierba de trigo o de cebada

1 cucharada sopera de aceite de oliva virgen de primera presión en frío

Unas gotas de vinagre de manzana

Pimienta negra al gusto

Preparación

Remoja las almendras durante toda la noche.

A la mañana siguiente, escurre el agua y bate las almendras junto con los demás ingredientes, con la ayuda de la batidora eléctrica.

Puedes pasar la mezcla por el colador de tela y reservar la pulpa en la nevera hasta 3 días para hacer otra preparación, como por ejemplo un paté o un queso.

Refrigera hasta el momento de servir. Sírvelo bien frío.

BATIDO DE APIO DE LA DOCTORA IRINA MATVEIKOVA

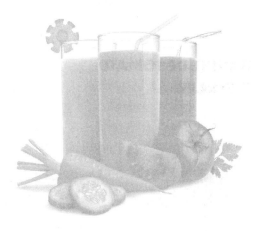

Ingredientes
Para 1 litro de batido
3 ramas de apio
El zumo de 1 limón
1 pieza de fruta de la estación
Agua hasta completar 1 litro de batido

Preparación
Tritura bien todos los ingredientes y bebe el batido inmediatamente.

En lugar de agua, puedes usar agua de coco, leche de coco, kombucha, kéfir o té verde helado.

BATIDO DE TOMATE Y PEREJIL

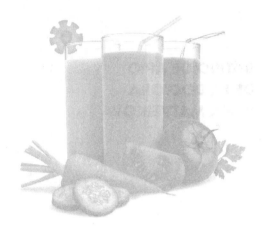

Ingredientes
Para 4 vasos de batido
800 g de tomates pera
1 ramillete de perejil
Aceite de oliva
Vinagre de umeboshi

Preparación
Tritura bien todos los ingredientes y bebe el batido muy frio.

BATIDO DE ESPÁRRAGOS

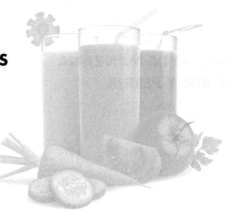

Ingredientes

Para 1 litro de batido

1 ramillete de espárragos trigueros (sólo las puntas)
La misma cantidad en ml de rejuvelac
1 rama de apio
1 ramillete de perejil
1 cucharada sopera de tahini

Preparación

Pesa las puntas de los espárragos y calcula la misma cantidad de rejuvelac. Tritura bien todos los ingredientes y bebe el batido inmediatamente.

En lugar de rejuvelac, puedes usar agua, agua de coco, leche de coco, kombucha, kéfir o té verde helado.

BATIDO DE MANZANA
VERDE Y PEREJIL

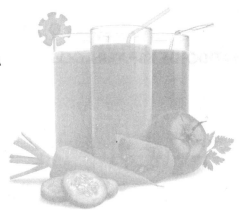

Ingredientes
Para 1 litro de batido
1 manzana verde
1 manojo de perejil
1 pepino pelado
El zumo de 1 limón
1 cucharada sopera de tahini
700 ml de rejuvelac

Preparación
Tritura bien todos los ingredientes y bebe el batido inmediatamente.

En lugar de rejuvelac, puedes usar agua, agua de coco, leche de coco, kombucha, kéfir o té verde helado.

BATIDO DE BERROS

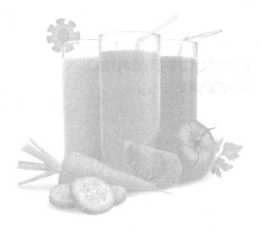

Ingredientes
Para 1 litro de batido
200 g de berros
1 tomate
1 pepino pelado
2 ramas de apio
1 cucharada sopera de germinados
El zumo de 1 limón
500 ml de rejuvelac

Preparación
Tritura bien todos los ingredientes y bebe el batido inmediatamente.

En lugar de rejuvelac puedes usar agua, agua de coco, leche de coco, kombucha, kéfir o té verde helado.

BATIDO DE CILANTRO Y PEREJIL

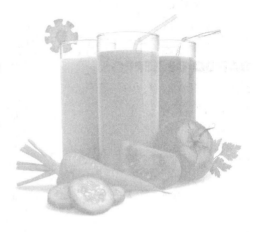

Ingredientes
Para 1 litro de batido
1 manojo de cilantro
1 manojo de perejil
3 ramas de apio
2 mangos (opcional)

Preparación
Tritura bien todos los ingredientes y bebe el batido inmediatamente.

En lugar de rejuvelac, puedes usar agua, agua de coco, leche de coco, kombucha, kéfir o té verde helado.

BATIDO DE APIO, MANZANA, JENGIBRE Y CILANTRO

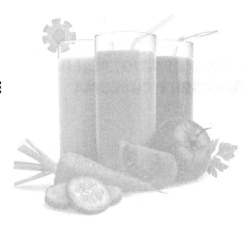

Ingredientes
Para 1 litro de batido
3 ramas de apio
1 manzana verde
El zumo de 1 limón
1 trozo de jengibre de 1 cm de lado
Medio ramillete de cilantro
700 ml de rejuvelac

Preparación
Tritura bien todos los ingredientes y bebe el batido inmediatamente.

En lugar de rejuvelac, puedes usar agua, agua de coco, leche de coco, kombucha, kéfir o té verde helado.

BATIDO DE APIO, PEREJIL, JENGIBRE Y CÚRCUMA

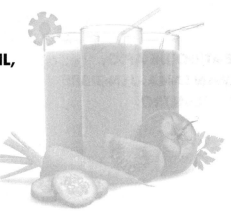

Ingredientes

Para 1 litro de batido
3 ramas de apio
Medio ramillete de perejil
El zumo de 1 limón
1 trozo de jengibre de 1 cm de lado
Media cucharadita de cúrcuma
700 ml de rejuvelac

Preparación

Tritura bien todos los ingredientes y bebe el batido inmediatamente.

En lugar de rejuvelac, puedes usar agua, agua de coco, leche de coco, kombucha, kéfir o té verde helado.

BATIDO DE APIO, PEPINO, LIMA Y TOMILLO

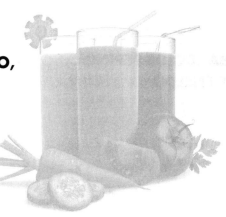

Ingredientes
Para 1 litro de batido
3 ramas de apio
1 pepino pelado
El zumo de 1 lima
1 rama de tomillo fresco
700 ml de rejuvelac

Preparación
Tritura bien todos los ingredientes y bebe el batido inmediatamente.

En lugar de rejuvelac, puedes usar agua, agua de coco, leche de coco, kombucha, kéfir o té verde helado.

BATIDO DE PEPINO Y ENELDO

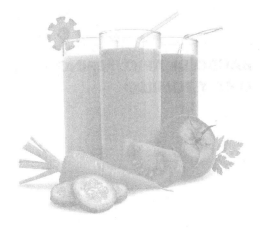

Ingredientes
Para 1 litro de batido
2 pepinos pelados
Medio manojo de eneldo
2 ramas de apio
El zumo de 1 lima
500 ml de rejuvelac

Preparación
Tritura bien todos los ingredientes y bebe el batido inmediatamente.

En lugar de rejuvelac, puedes usar agua, agua de coco, leche de coco, kombucha, kéfir o té verde helado.

BATIDO DE TOMATE Y ALBAHACA

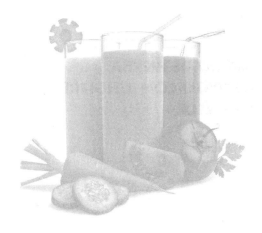

Ingredientes

Para 1 litro de batido

3 tomates grandes

1 manojo de albahaca

2 ramas de apio

El zumo de 1 limón

300 ml de rejuvelac

Preparación

Tritura bien todos los ingredientes y bebe el batido inmediatamente. En lugar de rejuvelac, puedes usar agua.

BATIDO DE HIERBA DE TRIGO CON JENGIBRE Y CANELA

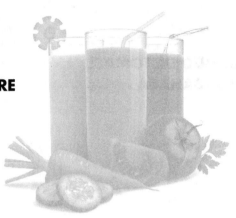

Ingredientes

Para 1 batido

1 manzana o 1 pera

1 cucharadita de hierba de trigo o de cebada en polvo

Media cucharadita de canela

Media cucharadita de jengibre

Un gran vaso de té verde o de agua

Preparación

Tritura bien todos los ingredientes y bebe el batido inmediatamente.

En lugar de agua puedes usar agua de coco o rejuvelac.

BATIDO DE PEPINO Y PERA A LA MENTA

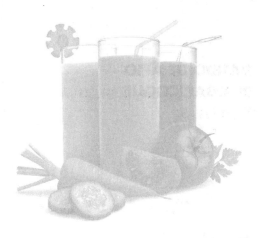

Ingredientes

Para 4 personas

2 peras

2 pepinos

¼ de tallo de apio

⅛ de cebolla dulce

2 hojas de menta fresca

1 cucharadita de reishi en polvo

1 cucharadita de hierba de cebada en polvo

1 cucharada sopera de aceite de coco

Unas gotas de zumo de limón

Sal marina al gusto

Pimienta negra al gusto

Preparación

Pela los pepinos, tritura todos los ingredientes y refrigera. Sírvelo bien frío.

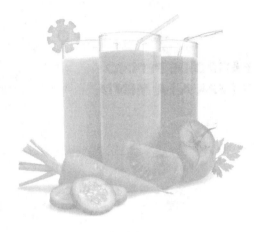

BATIDO DE APIO Y ALBARICOQUE

Ingredientes

Para 1 litro de batido

3 ramas de apio

3 albaricoques frescos deshuesados u orejones de albaricoque si no es época de frescos

1 limón entero pelado

1 cucharadita de hierba de trigo

700 ml de rejuvelac

Preparación

Tritura bien todos los ingredientes y bebe el batido inmediatamente.

En lugar de rejuvelac, puedes usar agua, agua de coco, leche de coco, kombucha, kéfir o té verde helado.

BATIDO CON KIWI, MANDARINA Y ESPIRULINA

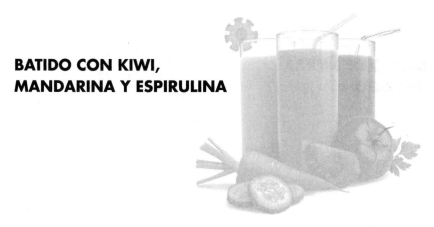

Ingredientes
Para 1 litro de batido
1 kiwi
1 mandarina
1 manzana verde
1 cucharadita de espirulina
1 cucharadita de hierba de trigo 700 ml de rejuvelac

Preparación
Tritura bien todos los ingredientes y bebe el batido inmediatamente.

En lugar de rejuvelac, puedes usar agua, agua de coco, leche de coco, kombucha, kéfir o té verde helado.

BATIDO DE HIERBA DE TRIGO

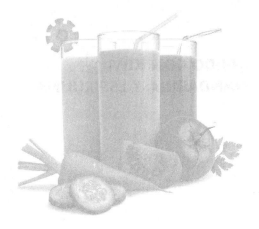

Ingredientes

Para 1 litro de batido

3 manzanas verdes

1 zanahoria

1 limón entero pelado

1 trozo de jengibre fresco de 1 cm de lado

1 cucharada sopera de hierba de trigo en polvo

700 ml de rejuvelac

Preparación

Tritura bien todos los ingredientes y bebe el batido inmediatamente.

En lugar de rejuvelac puedes usar agua, agua de coco, leche de coco, kombucha, kéfir o té verde helado.

BATIDO DE APIO, PEREJIL, PIÑA Y COCO

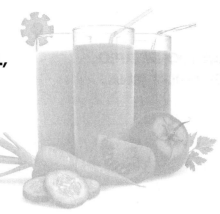

Ingredientes
Para 1 litro de batido
¼ de piña pelada pero con el corazón
1 limón entero pelado
½ ramillete de perejil
200 m de leche de coco
100 m de zumo de manzana, rejuvelac o agua filtrada

Preparación
Tritura bien todos los ingredientes y bebe el batido muy frío.

BATIDO DE APIO, PEREJIL Y PIÑA

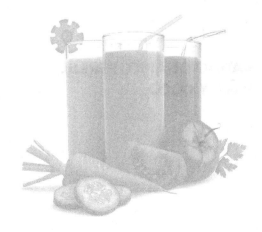

Ingredientes
Para 1 litro de batido
4 ramas de apio
200 g de perejil fresco
½ piña
500 m de rejuvelac

Preparación
Tritura bien todos los ingredientes y bebe el batido inmediatamente.

En lugar de rejuvelac, puedes usar agua, agua de coco, leche de coco o té verde helado.

BATIDO CÍTRICO CON ALOE VERA

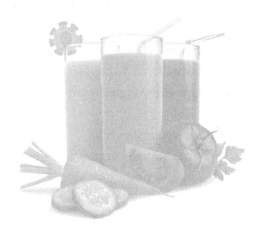

Ingredientes
Para 1 litro de batido
3 kiwis amarillos
1 pomelo rosa pelado y despepitado
½ lechuga romana
1 cucharada sopera de aloe vera
500 ml de rejuvelac

Preparación
Tritura bien todos los ingredientes y bebe el batido inmediatamente.

En lugar de rejuvelac, puedes usar agua, agua de coco, leche de coco o té verde helado.

Las burbujas del kéfir de agua

Para preparar 1 litro de kéfir de agua, introduce en un frasco de vidrio de boca ancha y que cierre muy bien para que no se escape el gas, los siguientes ingredientes:

Un litro de agua mineral
3 cucharadas soperas de azúcar integral
Un higo seco o un dátil
Medio limón, cortado en cuartos
3 cucharadas soperas del nódulo de kéfir de agua

Mezcla bien y deja fermentar el kéfir entre 2 y 3 días, a medida que aumenta la fermentación, aumenta su contenido en gas. Una vez que han pasado los 2-3 días, cuela el kéfir y ya estará listo.

Los nódulos o granos de kéfir se lavan con agua mineral (sin cloro y sin gas) para comenzar de nuevo a preparar más. También puedes congelar los nódulos hasta la próxima vez que los necesites. Cada vez que preparamos el kéfir, éste va creciendo poco a poco. Esto nos obligaría con el tiempo a preparar más cantidad de líquido. Lo ideal es ir regalándolo a medida que va creciendo.

Dulce y cremoso yogur crudivegano

**BATIDO CREMOSO
DE YOGUR CRUDIVEGANO
CON PEPINO Y ENELDO**

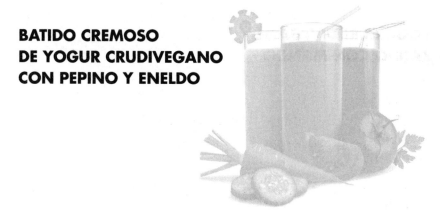

Ingredientes
Para 4 personas
100 g de anacardos
2 pepinos
Un buen puñado de eneldo seco o fresco picado
Sal marina y pimienta negra al gusto
Un buen chorro de aceite de oliva virgen de primera presión en frío
Un chorrito de vinagre de umeboshi y un chorrito de rejuvelac
Hojas verdes variadas

Preparación
Remoja los anacardos durante toda la noche. A la mañana siguiente escurre y tira el agua. Tritura los anacardos con la sal, la pimienta, el aceite de oliva y el vinagre de umeboshi.

Si lo necesitas, añade un poco de rejuvelac hasta conseguir, tras batir bien los ingredientes, una especie de yogur cremoso.

Si quieres darle un sabor más a yogur, déjalo reposar a temperatura ambiente durante 6-8 horas para que fermente, y si no, puedes omitir este paso.

Después tritura los pepinos, mézclalos con el eneldo y el yogur. Sírvelo bien frío.

YOGUR CRUDIVEGANO
BATIDO CON MANGO

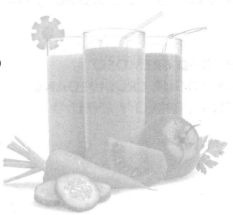

Ingredientes
Para 4 personas
500 g de anacardos crudos
250 ml de rejuvelac
Sal marina al gusto
Medio limón exprimido
1 mango
Sirope de ágave al gusto

Preparación
Remoja los anacardos en agua filtrada durante toda la noche. A la mañana siguiente, tritúralos con rejuvelac. Déjalo fermentar tapado y a temperatura ambiente durante 8 horas. Pasado este tiempo añade sal marina al gusto. Añade también unas gotas de zumo de limón. Mezcla bien y guarda en la nevera hasta el día siguiente. Al tercer día el yogur ya está listo.

Si lo quieres beber, añade más agua, agua de coco, kéfir de agua o rejuvelac; si lo quieres comer a cucharadas, sírvelo con cuadraditos de mango y sirope de ágave.

YOGUR CRUDIVEGANO RAITA CON GRANADA

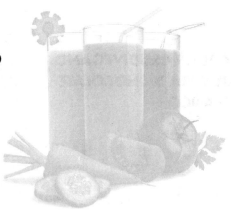

Ingredientes
Para 1 persona
100 g de anacardos
50 ml de rejuvelac
Una pizca de sal marina
Un chorrito de zumo de limón
1 granada

Preparación
Un poco antes de irte a la cama, remoja los anacardos una media hora. Escurre el agua y tritúralos junto con el rejuvelac. Cubre el resultado con un trapo de cocina y déjalo fermentar durante toda la noche a temperatura ambiente. A la mañana siguiente, añade una pizca de sal marina y unas gotas de zumo de limón. Mezcla bien. Disponlo en el frigorífico hasta el día siguiente, para que adquiera la consistencia de yogur.

Si lo quieres beber, exprímele la granada, y si lo necesitas añade más agua, agua de coco, kéfir de agua o rejuvelac; si lo quieres comer a cucharadas, añade los granos de granada por encima directamente.

YOGUR CRUDIVEGANO DE PERA Y CHOCOLATE BLANCO

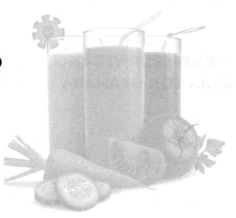

Ingredientes
Para 4 personas
3 peras con piel
Medio limón pelado
2 cucharada soperas de sirope de ágave
2 cucharadas soperas de aceite de coco
2 cucharadas soperas de manteca de cacao
2 cucharadas soperas de almendras activadas o de pasta de
    almendras
2 cucharadas soperas de rejuvelac
1 cucharadita de cacao nibs para decorar

Preparación
Tritura todos los ingredientes menos los nibs de cacao y déjalo fermentar unas 6 u 8 horas durante la noche, cubierto con un paño de cocina. A la mañana siguiente decora con los nibs de cacao. Ya está listo para servir, puede consumirse en el momento o guardarse en la nevera de 2 a 3 días.

YOGUR CRUDIVEGANO DE MANZANA CON DÁTILES

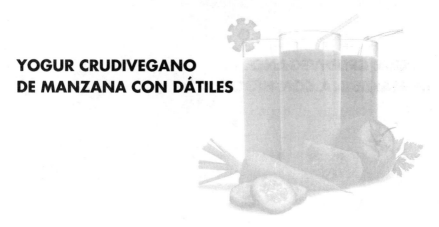

Ingredientes

200 g de manzana

100 g de almendras activadas

3 dátiles deshuesados y remojados en 200 ml de rejuvelac durante 4 horas

Preparación

Tritura todos los ingredientes, incluido el rejuvelac donde se han remojado los dátiles, y déjalos fermentar unas 6 u 8 horas durante la noche, cubiertos con un paño de cocina. Transcurrido este tiempo ya está listo para servir, puede consumirse en el momento o guardarse en la nevera de 2 a 3 días.

YOGUR CRUDIVEGANO DE MANZANA CON HIGOS

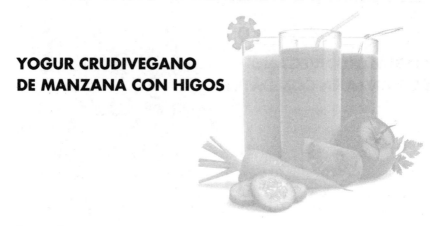

Ingredientes

200 g de manzana

100 g de almendras activadas

3 higos secos sin tallo, remojados en 200 ml de rejuvelac durante 4 horas

Preparación

Tritura todos los ingredientes, incluido el rejuvelac donde se han remojado los higos secos, y déjalos fermentar unas 6 u 8 horas durante la noche, cubiertos con un paño de cocina. Transcurrido este tiempo ya está listo para servir, puede consumirse en el momento o guardarse en la nevera de 2 a 3 días.

Champaña de kombucha

La primera vez puedes encargar tu kombucha *on-line* y comenzar a preparar en casa tu té de kombucha. Con cada tanda de kombucha obtendrás un hongo-hijo, que podrás compartir con otras personas y continuar así expandiendo la cadena de kombucha junto con sus beneficios a todo tu círculo de conocidos. Siempre que dones un hongo de kombucha, dona también el 30 por 100 del líquido que haya fermentado. Pon los dos juntos en un tarro de cristal y guárdalo en la nevera mientras esté inactivo.

Para preparar la bebida de kombucha necesitas:

Un bote grande de cristal con tapa de rosca en el que quepan de 2 a 3 litros de líquido como mínimo.
Una bolsita de té verde por cada litro de agua que vayas a hervir.
100 gramos de azúcar integral por cada litro de agua que vayas a hervir.
Un par de guantes de látex.
Una servilleta.
Una goma elástica (como un coletero).
Un colador.
Un embudo.
2 o 3 botellas de cristal con tapa hermética de 1 litro de capacidad.

Se tardan casi 3 semanas en preparar una tanda, por ello conviene hacer bastante cantidad.

Paso 1. Prepara una infusión de té verde, hirviendo agua.
Coloca una bolsita de té verde por cada litro de agua que hiervas.
Reposa el agua con el té dentro 5 minutos y retira la bolsita.
Añade unos 100 gramos de azúcar integral por cada litro de té verde.

Remueve bien y déjalo enfriar hasta que alcance la temperatura ambiente.

Paso 2. Una vez que esté tibia la mezcla.
Ponte unos guantes de látex o lávate muy bien las manos.

Toma el hongo kombucha e introdúcelo en el bote, junto con el líquido en el que se encuentra, que ha de componer alrededor del 30 por 100 de la cantidad de líquido total en el que sumerjas el kombucha.

Paso 3. Tapa el bote con una servilleta y no con su tapa hermética. Así permites la entrada de aire para favorecer la fermentación. Puedes poner una goma elástica alrededor de la boca del bote, sujetando la servilleta.

Paso 4. Traslada el bote con el preparado a un lugar tranquilo, protegido de la luz y donde no haya cambios bruscos de temperatura ni ruidos. Déjalo ahí fermentando durante unos 12 o 15 días.

El número de días de fermentación depende de dos factores.

El primero, de la temperatura. Si la temperatura es elevada, como en verano, con 12 días la fermentación estará lista. La temperatura ha de ser siempre superior a 21 grados.

El segundo factor hace referencia a la cantidad de azúcar que quieres que se consuma. Cuanto más tiempo transcurra, más cantidad de nutrientes necesitará el hongo, por tanto menos azúcar quedará en la bebida y esta presentará un sabor más seco. También aumentará su concentración alcohólica, aunque siempre hablamos de cantidades insignificantes que no afectarán a tu sistema nervioso.

¿Lo pueden beber los niños o los diabéticos? ¿Y las personas con candidiasis?

A un diabético o a una persona con candidiasis le convendrá tomar kombucha que haya sido fermentado durante 15 días o algo más, así presentará menos azúcar; mientras que a un niño, le convendrá el que lo haya hecho durante sólo 12 días, para que su índice alcohólico sea menor.

Paso 5. Pasados esos 12 o 15 días, según sea el caso, retira el hongo kombucha del líquido.

Lávate siempre muy bien las manos o, mejor aún, cúbrelas con guantes de látex desechables. Así evitarás la posibilidad de que algún germen pueda entrar en contacto con el kombucha y lo contamine.

Prepara dos botes pequeños de cristal con tapa por cada bote grande de kombucha que hayas preparado.

Cada hongo dará a luz un hijo. Dispón cada kombucha-hijo en un bote pequeño y cúbrelo bien con la bebida ya preparada de kombucha, necesaria para añadirla a la próxima tanda que prepares, junto con el hongo.

Cierra bien la tapa de cada bote y guárdalos en la nevera hasta el momento en que vayas a preparar la bebida otra vez. Cuando lo hagas, saca con antelación el kombucha de la nevera y deja que se atempere antes de añadirlo al bote grande con la mezcla de té verde tibio y azúcar integral.

Es preciso tratar el kombucha con delicadeza para que no sufra cambios bruscos de temperatura.

Paso 6. Deja reposar el bote de kombucha a temperatura ambiente, ya sin el hongo, durante unos 5 días.

Paso 7. Pasados estos días, con la ayuda de un colador y un embudo, vierte la bebida en botellas de cristal y refrigéralas.

En este momento el kombucha está listo para ser consumido. El resultado es una bebida dorada y burbujeante que sabe deliciosa y que recuerda al cava.

¿Cuánto kombucha tomar cada día?

Se recomienda beber un vasito de kombucha cada día, en ayunas, comenzando con medio vasito y aumentando la dosis gradualmente, día a día, sin superar los 300 ml al día.

Sus beneficios comienzan a notarse tras un consumo regular durante un mes.

Bebe cada día un vasito de kombucha por la mañana y otro por la noche, aumentando la cantidad día a día y sin sobrepasar la cantidad diaria de 300 ml. Si eres constante notarás resultados espectaculares en tu salud y bienestar.

Puedes mezclar la bebida de kombucha con zumo de limón, de naranja, de pomelo, de granada o con mango batido al 50 por 100. El resultado es un cóctel de sabor espectacular y de propiedades curativas asombrosas.

COCTEL DE KOMBUCHA, MANGO Y JENGIBRE

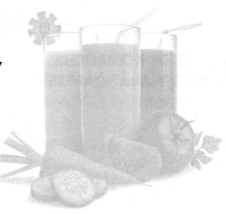

Ingredientes

Para 1 litro
1 mango
Un trozo de jengibre de medio centímetro de lado
1 litro de té de kombucha

Preparación

Tritura un mango junto con el trozo de jengibre. Disuelve este puré en 1 litro de té de kombucha. Sírvelo muy frío.

COCTEL DE KOMBUCHA, MORAS Y ARÁNDANOS

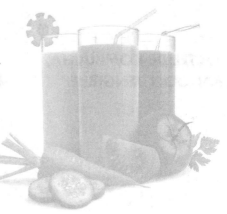

Ingredientes

Para 1 litro

100 g de moras

100 g de frambuesas

1 litro de té de kombucha

Preparación

Tritura las moras y las frambuesas. Disuelve este puré en 1 litro de té de kombucha. Disponlo en un tarro de cristal de boca ancha, tápalo con una servilleta y déjalo fermentar durante 3 días a temperatura ambiente. A los 3 días, guárdalo en la nevera y déjalo ahí hasta el momento del consumo. Sírvelo muy frío.

COCTEL DE KOMBUCHA, FRESAS Y LIMÓN

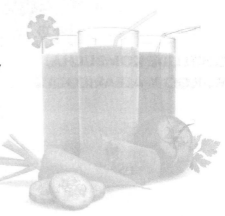

Ingredientes
Para 1 litro
3 o 4 fresas ecológicas
1 limón ecológico
1 litro de té de kombucha

Preparación
Pica 3 o 4 fresas ecológicas. Corta un limón ecológico en rodajas. Disponlos en un tarro de cristal de boca ancha junto con el kombucha, tápalo con una servilleta y déjalo fermentar toda la noche a temperatura ambiente. A la mañana siguiente, verás que el kombucha se ha teñido de rojo. Guárdalo en la nevera y déjalo ahí hasta el momento del consumo. Sírvelo muy frío.

COCTEL DE KOMBUCHA, MANGO Y ALBARICOQUE

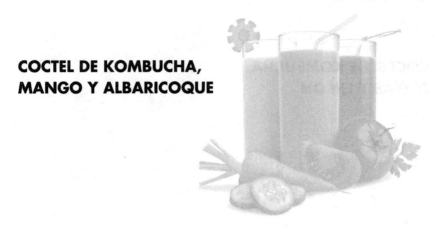

Ingredientes

Para 1 litro

1 mango

3 albaricoques

1 litro de té de kombucha

Preparación

Tritura un mango junto con los albaricoques. Disuelve este puré en 1 litro de té de kombucha. Sírvelo muy frío.

PIÑA COLADA DE KOMBUCHA

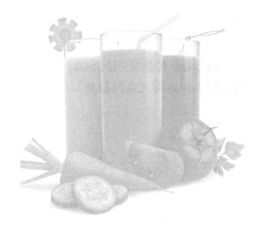

Ingredientes
Para 1 litro
6 rodajas de piña ecológica
1 litro de té de kombucha
Una cucharadita de aceite de coco

Preparación
Pica 3 rodajas de piña ecológica con su cáscara. Pela otras 3 rodajas de piña, tritúralas con la batidora haciendo un puré de piña. Dispón la piña picada y el puré en un tarro de cristal de boca ancha junto con el kombucha, tápalo con una servilleta y déjalo fermentar toda la noche a temperatura ambiente. A la mañana siguiente, pásalo a la nevera y déjalo ahí hasta el momento del consumo. Sírvelo muy frío con unas gotas de aceite de coco.

COCTEL DE KOMBUCHA, MANZANA Y CANELA

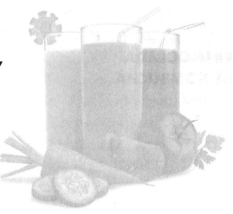

Ingredientes
Para 1 litro
3 rodajas de manzana ecológica
1 palito de canela en rama
1 litro de té de kombucha

Preparación
Pica la manzana ecológica con su cáscara. Dispón las rodajas de manzana y un palito de canela en un tarro de cristal de boca ancha junto con el kombucha, tápalo con una servilleta y déjalo fermentar toda la noche a temperatura ambiente. A la mañana siguiente, pásalo a la nevera y déjalo ahí hasta el momento del consumo. Sírvelo muy frío.

SANGRÍA BLANCA DE KOMBUCHA Y MELOCOTÓN

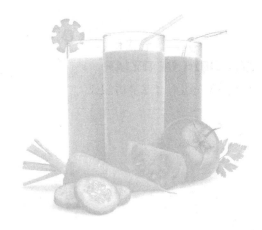

Ingredientes

Para 1 litro

1 melocotón ecológico
1 palito de canela en rama
1 litro de té de kombucha

Preparación

Pica en trozos el melocotón ecológico con su cáscara. Dispón el melocotón y un palito de canela en un tarro de cristal de boca ancha junto con el kombucha, tápalo con una servilleta y déjalo fermentar durante 3 días a temperatura ambiente. A los 3 días, pásalo a la nevera y déjalo ahí hasta el momento del consumo. Sírvelo muy frío.

SANGRÍA DE ITZIAR

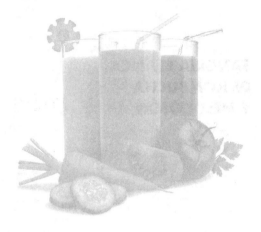

Ingredientes
Para 2 litros
1 racimo de uva morada ecológico
1 cucharada sopera de semillas chía
El zumo de 1 pomelo
El zumo de 1 lima
1 litro de té de kombucha
1 manzana ecológica

Preparación
Pica en trozos la manzana ecológica con su cáscara. Reserva. Tritura muy bien la uva morada con el zumo de pomelo y el de lima. Añádelo al litro de té de kombucha. Sírvelo muy frío mezclado con los tropezones de manzana.

Saber más y más

Libros consultados y recomendados.

ALEX FERRARA, S.: *The raw food primer*. Council Oak Books, LLC, 2003.

ALT, C. y ROTH, D.: *The raw 50*. Random House, Inc, 2007.

AMSDEN , M.: *RAWvolution*. William Morrow, Harper Collins Publishers, 2006.

BIZKARRA, K.: *El poder curativo del ayuno*. Editorial Desclée de Brouwer, 2007.

BOUTENKO, V.: *Smoothie La revolución verde*. Gaia Ediciones, 2012.

BRADFORD, M.: *Las verduras del mar, Algas, los nutritivos tesoros marinos para la salud y el paladar*. Editorial Océano, 2003.

BROTMAN, J. y LENKERT, E.: *Raw, the uncook book*. Harper Collins Publishers. 1999.

CLEMENT, B. R.: *Life Force*. Healthy living publications, 2007.

CORNBLEET, J.: *Raw Food made easy, for 1 or 2 people*. Book Publishing Company, 2005.

COUSENS, G.: *Conscious Eating*. North Atlantic Books, 2000.

—: *Rainbow green live-food cuisine*. North Atlantic Books, 2003.

CUEVAS FERNÁNDEZ, O.: *El equilibrio a través de la alimentación*. SORLES, S. L, 2003.

DAVIS, B.; MELINA, V. y BERRY, R.: *Becoming Raw, the essential guide to raw vegan diets*. Book Publishing Company, 2010.

ELLIOTT, A.: *Alive in 5, Raw gourmet meals in five minutes*. Book Publishing Company, 2007.

ENGELHART, T. y ORCHID: *I am grateful, recipes & lifestyle of Café Gratitude.* North Atlantic Books, 2007.

FAULKNER, J.: *The unfired food diet simplified.* CreateSpace Plataforma Independent Publishing, 2009.

FERNÁNDEZ, O.: *Mis recetas anticáncer.* Ediciones Urano, 2013.

FISZBEIN, V.: *Salud intestinal, la clave para estar en forma.* Ediciones Obelisco, 2009.

GRAHAM, D. N.: *The 80/10/10 diet.* FoodnSport Press, 2006.

GROTTO, D.: *Alimentos que pueden salvarte la vida.* Ediciones URANO, 2009.

JUNGER, A. y GREEVEN, A.: *Clean.* Harper Collins Publishers, 2009.

KENNEY, M. y MELNGAILIS, S.: *Raw food real world.* Harper Collins Puplishers Inc, 2005.

KOCH, J.: *Clean Plates N. Y. C.* Craving Wellness, 2009.

La gran guía de la composición de los alimentos. RBA Integral, 2005.

MAERIN, J.: *Raw Foods for busy people.*, 2004.

MAGIC WOOD, K.: *Raw Magic.* Rawcreation, 2008.

MARS, B.: *Rawsome!.* Basic Health Publications, Inc, 2004.

MATVEIKOVA, I.: *Inteligencia Digestiva.* La Esfera de los Libros, 2011.

MELNGAILIS, S.: *Living raw food.* William Morrow, 2009.

MONARCH, M. J.: *Raw Spirit, what the raw food advocates don't preach.* Monarch publishing company, 2005.

—: *Raw success, the key to 100 % raw vegan longevity.* Monarch publishing company, 2007.

OUDOT, C.: *Germinados: vitaminas, salud y sabor.* Ediciones Bonal, S. L., Somoslibros, 2010.

PADDEN JUBB, A. y JUBB, D.: *Life Food Recipe Book, living on life force.* North Atlantic Books, 2003.

PHYO, A.: *Ani's raw food desserts.* Lifelong books, 2009.

PITCHFORD, P.: *Healing with whole foods.* North Atlantic Books. 1993, 1996, 2002.

Rainbow Green Live-Food Cuisine. Additional Recipes, volumen I. Tree of Live Fundation, 2004.

ROBBINS, J.: *Diet for a new american.* H. J. Kramer.

RODWELL, L.: *The complete book of raw food.* Hatherleigh, 2004-2008.

ROMÁN, D.: *Leche que no has de beber.* 2008.

—: *Niños veganos, felices y sanos.* 2008.

ROSE, N.: *Detox for women.* Harper Collins Books, 2009.

—: *Raw Food life force energy.* Harper, 2007.

—: *THE RAW FOOD DETOX DIET.* Harper Collins Publishers, 2005.

RUSSO, R.: *The raw food, Diet Myth.* D. J. Iber Publisher Inc, 2008.

SAKOUTIS, Z. y HUSS, E.: *The 3-day cleanse.* Hachette Book Group, 2010.

SAVINI, N.: *Vegan and Living Raw food.* Hermes Publishing Co, 2011.

SCHENCK, S. y BIDWELL, V.: *The live Food Factor.* Awakenings publications, 2006, 2008-2009.

SHANNON, N.: *The Raw Gourmet.* Alive Books, 1999-2004.

SHELTON, P.: *Raw Food Cleanse.* Ulysses Press, 2010.

TOMÁS MELGAR, L.: *El gran libro de los remedios naturales.* Editorial LIBSA, 2007.

VASEY, Ch.: *The acid-alkaline diet for optimum health.* Healing Arts Press. 1999.

WHEATER, C.: *Zumos para una vida sana.* Ediciones Robinbook, 2004.

WIGMORE, A. y PATTISON, L.: *The Blending Book.* Penguien Putnam INc, 1997.

WIGMORE, A.: *Restaure su salud.* Instituto Ann Wigmore, Puerto Rico, 1991.

—: *The hippocrates diet and health program.* Ann Wigmore and the Hippocrates Health Institute, Inc. 1984.

WILHELMI DE TOLEDO, F.: *El ayuno terapéutico Buchinger.* Editorial Herder, 2003.

WOLFE, D.: *Eating for beauty.* North Atlantic Books, 2007, 2009.

—: *The sun food diet success system.* Sunfood Publishing, 1999-2008.

WOOD, K.: *Eat Smart, eat raw. Detox recipes for a high energy diet.* Grub Street, 2002.

Actividades de la Escuela de Cocina de Ana Moreno

A través de mi trabajo, no sólo busco transmitir mis conocimientos sobre alimentación saludable y cocina vegetariana y crudivegana, sino también los valores que rigen mi vida. Nuestra sociedad necesita de un gran cambio. Vivimos a muchísima velocidad, con miedo, competimos y pasamos por encima de lo que sea (también de nosotros mismos) para conseguir eso que creemos nos va a dar la seguridad de saber que estamos a salvo: a veces puede ser dinero, una posición social o profesional, o simplemente querer llevar razón.

Y la consecuencia de este miedo es que no nos paramos a pensar: ¿cuáles son los efectos de nuestras acciones? ¿Trabajamos día a día en algo ético y positivo para los demás y el planeta?

Son preguntas que hemos de hacernos sin esperar más. Una sola persona puede hacer mucho bien o mucho mal. No podemos irnos a dormir tranquilos y seguir destruyendo nuestro mundo y a los seres que viven en él como si no pasara nada...

Trabajo para inspirar y crear conciencia de que otro mundo es posible si cada uno de nosotros cambiamos. Se puede trabajar en algo apasionante, que genere armonía y felicidad, se puede vivir de ello mientras disfrutas aportando valor al mundo.

En todo lo que hago busco transmitir la alegría de vivir, lo afortunados que somos de tener acceso a un mundo infinito de posibilidades de crecimiento personal y reparación planetaria. Hago lo que hago por amor a las personas, a los animales y al planeta. Me gusta saber que cada persona que viene a mis cursos, a mi consulta o a las actividades que organiza la Escuela de Cocina, se puede ir tocada con la varita mágica de la ilusión y la confianza, para conseguir integrar en su vida eso que tanto anhela, que es cuidarse y vivir en armonía.

En la Escuela de Cocina formamos especialmente a personas que quieren aprender a alimentarse mejor para su propio bienestar así como a futuros profesionales que se dedicarán al ámbito de la alimentación saludable, vegetariana y crudivegana. Y esto lo hacemos a través de cursos monográficos o anuales. Nuestra oferta estrella es el Máster en Nutrición y Cocina Vegetariana 70 por 100 Cruda y el Curso de Herbodietética con Cocina Natural, Cosmética Natural, Flores de Bach. Ambos cuentan con orientación y apoyo profesional y habilidades de *marketing*.

Los monográficos abiertos para todos los públicos son diversos, desde talleres de dulces crudiveganos, chocolate crudivegano, batidos verdes, cocina crudivegana afrodisíaca, cosmética natural, etc.

Y además organizamos otras actividades como catas de vino, meriendas, cenas y *brunch* crudiveganos esporádicos. Dispones de toda la información en nuestra web www.escueladecocinavegetariana.com, estamos situados en la calle San Lucas, 3 en el madrileño barrio de Chueca. Contacta con nosotros y anímate a venir a nuestros cursos y actividades.

Estoy a tu disposición para lo que necesites.

¡Te deseo un buen viaje hacia tu salud y bienestar!

Con amor, Ana Moreno ana@anamoreno.com

Autora de *«Flexivegetarianos»*, Editorial Obelisco; *«Crudo en la nevera»* y *«Quiero ser vegetariano y no sé cómo»*, Editorial Antroposófica. En preparación, libro de recetas crudiveganas gourmet (aún sin título definitivo), Editorial Océano.

Directora de la Escuela de Cocina Ana Moreno en Madrid
Directora del Máster en Cocina Vegetariana 70 por 100 Cruda
www.escueladecocinavegetariana.com

Directora del programa de radio
Café Morenini www.cafemorenini.com
Autora de 30 libros sobre alimentación vegetariana y crudivegana
Presentadora del programa de Canal Cocina *«100 por 100 Vegetal»*
Propietaria del Hotel Rural Vegetariano y Crudivegano «La Fuente del Gato»
Naturópata, Máster en Nutrición y Dietética, *coach* Nutricional, licenciada en Ciencias Empresariales.

Recetario alfabético liquidariano

Índice